Isabel Arends & Doris Warter

Wilde Alpenschätze

Grüne Gesundheit aus den Bergen

Die Wildblumen-Apotheke

crotona

Es ist natürlich selbstverständlich, dass bei ernsthaften Erkrankungen ärztliche Hilfe unumgänglich ist. In einem solchen Fall kann eine Selbstbehandlung sogar lebensgefährlich werden. Was hier gesagt und geraten wird, soll also keinesfalls den Arzt oder Heilpraktiker ersetzen, sondern es will vielmehr das Allgemeinwissen erweitern und den Wert natürlicher Heilkräfte fördern, damit man sich bei Bedarf mit einfachen, natürlichen Mitteln selbst helfen kann.
Die Autorinnen und der Verlag können jedoch keine Haftung für Folgen aus dem richtigen oder unrichtigen Gebrauch der hier dargestellten Methoden und Rezepte übernehmen.

Impressum

ISBN 978-3-86191-239-2
Deutsche Originalausgabe:
1. Auflage 2022

Kammer 11, D-83123 Amerang
www.crotona.de

Fotos: Isabel Arends, Doris Warter, Peter Jud
sowie shutterstock.com

Umschlaggestaltung: Annette Wagner
gedruckt bei: REN MEDIEN GmbH
Filderstadt, Germany

Inhalt

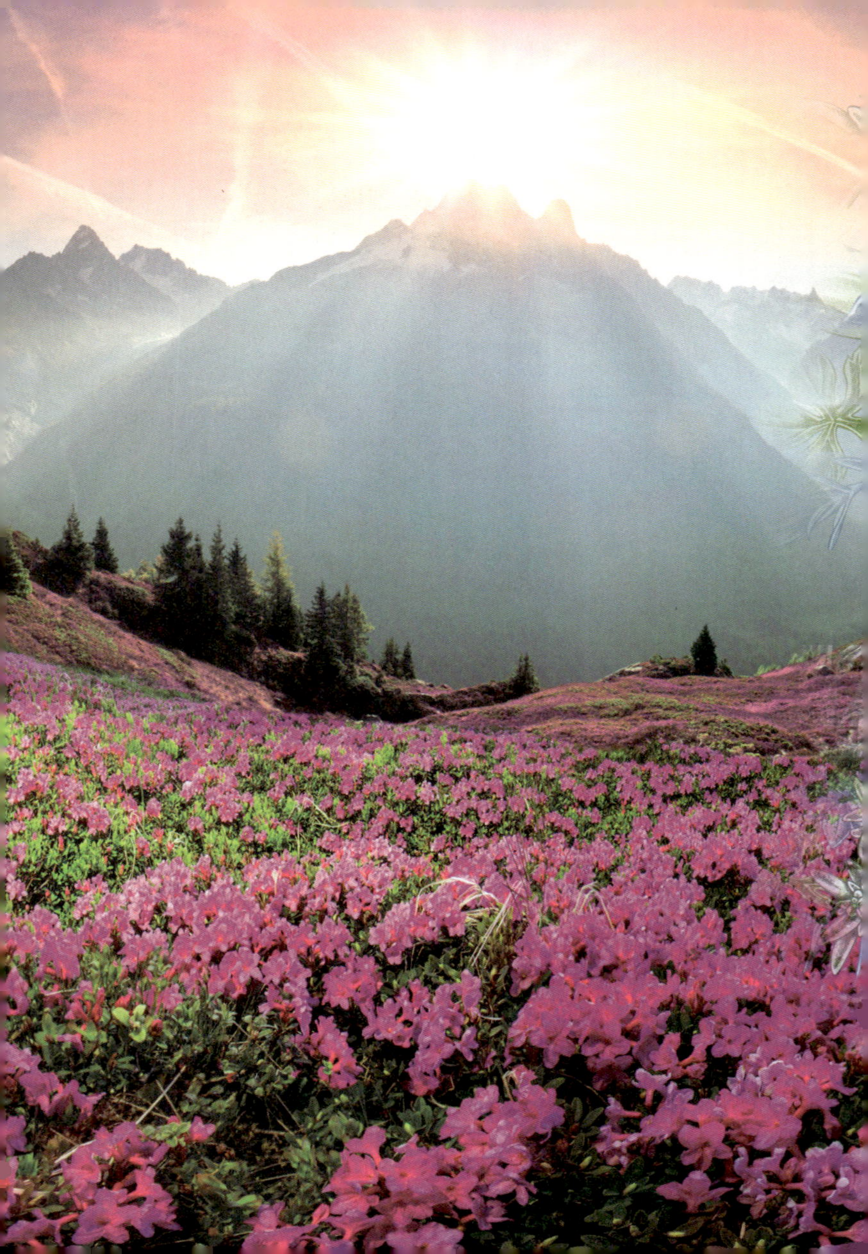

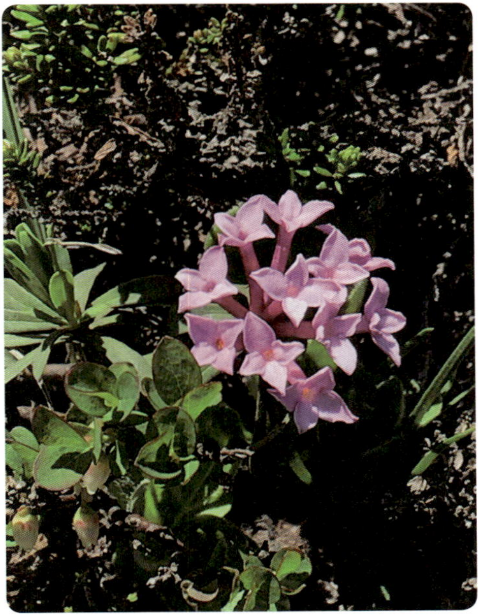

»Gott sei Dank, die Kräuter kommen wieder zu Ehren; landauf, landab sammelt alles die vom allmächtigen lieben Vater gegebene Medizin. Die Leute lesen wieder in der ältesten Bibel, deren Buchstaben Berge, Seen, Kräuter und Tiere sind und deren Schlusstext heißt: Lobet den Herren, denn Er ist gütig und seine Barmherzigkeit währet ewig.«

Kräuterpfarrer Johann Künzle (1913)

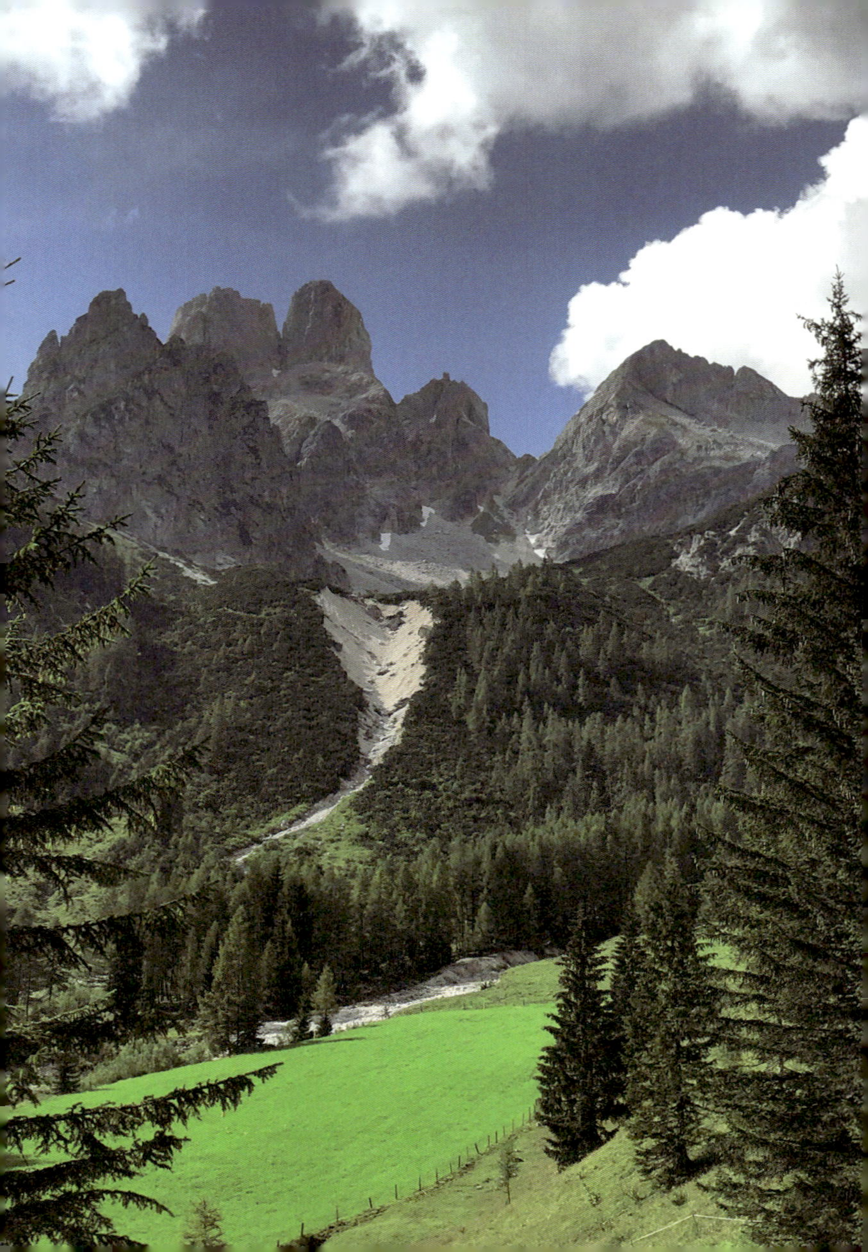

Einleitung

Alpenmedizin – Eine ganzheitliche Sichtweise

»Einem jeglichen Land wächst seine Krankheit selbst, seine Arznei selbst, sein Arzt selbst.«

Paracelsus (1493-1541)

Der Alpenraum entwickelte eine eigene Heilkunde, die *Alpine Volksheilkunde* oder auch *Alpenmedizin* genannt wird. Sie setzt sich aus Kräutermedizin, Tierprodukten und Mineralien zusammen, die mit allerlei eigenen Ritualen und Gebeten kombiniert werden.

Einfach musste es sein und schnell wirken. Als Erste-Hilfe-Mittel machte man oft einen Pflanzenbrei aus Arnika oder Spitzwegerich. Gesteinsmehl aus Kalk oder Kreide vermischte man mit Pflanzen zu Pasten. Tierprodukte wie Fette von Murmeltieren, Steinböcken und Adlern wurden für Salbenherstellungen verwendet. Vieles dieser Erfahrungsmedizin erwies sich als richtig. Tatsächlich konnten beispielsweise in Murmeltierfett schmerzstillende Vorticoide nachgewiesen werden.* Ergänzt wurden die Heilmittel durch Weihwasser, Honig oder Harze.

---

* Aubrecht, G. *»Allerlei Ergötzliches und Wissenswertes über das Alpenmurmeltier«*, Stapfia Nr. 63, 1999)

Eine Schatztruhe alten Wissens

Die Region der Alpen ist eine uralte Kulturlandschaft, die seit Ötzis Zeiten besiedelt wurde. Der Gebirgszug erstreckt sich im weiten Bogen von Niederösterreich bis zu den französisch-italienischen Küsten. Die Menschen, die hier lebten und den harten Wintern ihr Dasein abtrotzten, besaßen eine tiefe Naturverbundenheit.

Hier sprach man mit den Pflanzenwesen, wenn man Heilung suchte. Man fürchtete Bergtrolle und opferte den guten Berggeistern, damit man sicheren Fußes die Pässe überqueren konnte. Blüten wurden als Schutzamulette am Hut getragen. Man betete am Morgen und am Abend, meist zu Maria, um Schutz und Führung. Besondere Berggebete, die als Lieder gejodelt wurden, konnten sich vor allem in der Schweiz erhalten.

In den abgelegenen Tälern des Alpenraums waren die Menschen oft wochenlang eingeschneit und auf sich alleine gestellt. Das heilkundliche Wissen der Vorfahren wurde hier als lebenswichtig für Mensch und Tier weitergegeben. Bis in die Mitte der Fünfzigerjahre des 20. Jahrhunderts gab es hier kräuterkundige Volksheiler, die den Arzt ersetzten.

Die *Alpine Volksheilkunde* mit all ihren Geschichten, Ritualen, Legenden und Traditionen ist von einer Vielseitigkeit, die ihresgleichen sucht. Die alte Heilmagie ist heute im Alpenraum noch überall zu finden. In den kirchlichen Prozessionen und religiösen Festen, wie beispielsweise Ostern, St. Johanni oder Maria Himmelfahrt, werden Heilpflanzen zu Sträußen gebunden und gesegnet.

Die Alpen bewahren in ihren vielen Heilkräutern einen großen Schatz, der wiederentdeckt werden möchte. In den Höhen und abgelegenen Tälern konnten viele seltene Heilpflanzen überleben. Nach den großen Eiszeiten fanden hier ungewöhnliche Pflanzen Nischen, um sich Jahrtausende lang fortzupflanzen. Heute können wir in den Alpen die Ur-Urahnen unserer Pflanzen der Tiefebene finden.

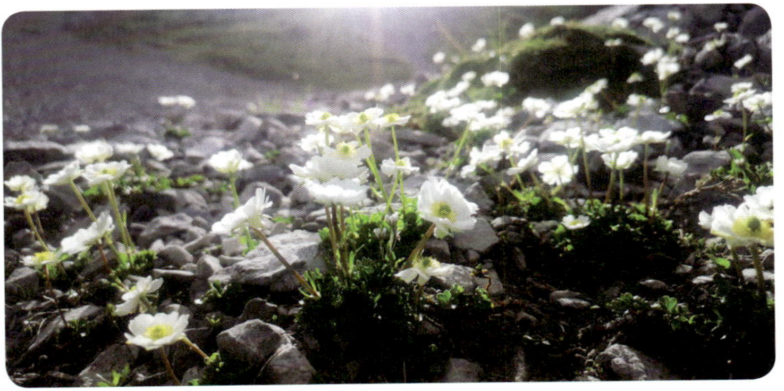

Immer schon heiß begehrt: Seltene Alpenheilkräuter

Wertvolle Heilkräuter der Alpen, wie Meisterwurz, der gelbe Enzian und das Edelweiß, sind nur in den Höhenlagen zu finden. Sie waren zu allen Zeiten gesuchte Heilmittel. Wandernde Händler trugen sie auf den Rücken in Kiepen bis nach Rom, und von hier aus gingen sie ins römische Weltreich. Im Mittelalter waren die Alpen-Kostbarkeiten in allen Klosterapotheken vorhanden.

Heilendes Kraut und heiliges Wort: Die Medizin der Alpenklöster

In der Alpenmedizin gehören Medizin und Gebet zusammen. Beten und Kräutersammeln hat hier eine lange Tradition. Heute würde man von Achtsamkeit bei der händischen Produktion von Heilmitteln sprechen. Sie ist entscheidend für die feinstofflichen Heilkräfte, denn die Pflanzenmedizin beinhaltet immer auch ein Stück des Wesens der Pflanze.

Bis heute hat sich das Wissen um die ganzheitlichen Heilkräfte der Bergkräuter in der Klostermedizin der Alpen erhalten. Alles ist Handarbeit und wird im Einklang mit den Rhythmen der Natur geerntet. Die richtige geistige Haltung beim Ernten und Zubereiten bringt kraftvolle Heilessenzen aus den Gebirge zu uns ins Tal. Die traditionelle Klostermedizin der Alpenklöster, wie beispielsweise in Kloster Aich am Wolfgangsee, kombiniert eine Fülle von Wissen. Dabei werden das Sammeln und Zubereiten der Kräuter als ein Gebet der Nächstenliebe praktiziert. In Kloster Aich nimmt man die Körbe mit den Kräutern in die Kirche und lässt sie eigens segnen.

Von Bergdoktoren, Bauernärzten und Volksheilern

Die Bewohner der Berge waren auf Laienmediziner, die sogenannten Bauernärzte, angewiesen. Oft waren es Bauern oder Handwerker, wie Müller oder Schmiede, die diese Nebentätigkeit ausübten. Sie erwarben ihre Kenntnisse meist im familiären Umfeld oder hatten beim Militär im Lazarett gedient.* Einige der Tierlaienärzte versorgten gleichzeitig notleidende Menschen.

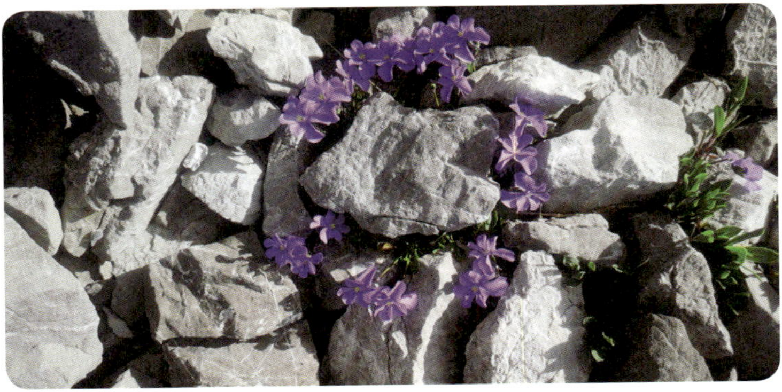

Es gab berühmte Spezialisten für Beinbrüche, die sogenannten Beinärzte. Andere hatten sich auf Blutstillen oder Nervenkrankheiten spezialisiert. Viele Bauerndoktoren waren sehr belesen und schrieben ihre Rezepte auf. In den meisten Fällen kamen die Patienten zu den Heilern nach Hause. Sie zahlten in Naturalien, denn es hielt sich der Glaube, dass Geld die Behandlung unwirksam mache. Das Netz dieser Bauernärzte war offiziell gewollt,

* Eine berühmte Familie von Heilern waren die Ragginer. Siehe: 3 Generationen: Die Ragginer. 200 Jahre Volksmedizin in Südtirol. Asche/ Schulze 1996

um die Landbevölkerung medizinisch zu versorgen. Im Jahr 1860 gab es eine Zählung im Herzogtum Steiermark, die sechsundfünfzig Männer und einundzwanzig Frauen vermerkte, die sich als Bauernärzte betätigten, so dass 10.000 Einwohnern je ein Bauernarzt zur Verfügung stand.*

Die »Kräutler«

Eine Besonderheit der Alpen waren die wandernden Kräutersammler, die »Kräutler«. Sie lebten wochenlang alleine in der Natur, sammelten Kräuter nach uralten Ritualen und zogen dann von Bergdorf zu Bergdorf und boten ihre Kräuter feil. Die »Umaziager« (Umherzieher) konnten oft weder lesen noch schreiben. Ihr Wissen über Heilpflanzen wurde von Mund zu Mund über die Jahrtausende weitergegeben, oft mit kleinen Liedern und Versen verknüpft, so dass es leicht zu merken war. Die meisten Kräutler waren auch medizinisch bewandert. Für die armen Bergbewohner der abgelegenen Berghöfe waren sie oft letzte Hilfe in der Not. Trafen sie ein, wurden sie wie alte Freunde begrüßt. Sie lebten einige Wochen mit den Bauern und versorgten Mensch und Tier gleichermaßen. Ihre Bezahlung war Kost und Logis.

Allgemein bezeichnete man sie als »Wurzelsepp« beziehungsweise »Kräuterweibl«. Einige unter ihnen waren gesuchte Berühmtheiten mit so malerischen Namen wie »Kräuter-Franz«, »Enzi-Mandl« und »Kräuter-Regerl.« Bis in die Mitte der Fünfzigerjahre des 20. Jahrhunderts wanderten sie noch durch die Alpen.

---

* Siehe Matthias Macher: »Medizinisch-Statistische Topographie des Herzogtums Steiermark. Verlag: Ferstl`sche Buchhandlung Graz 1860.

Die Geheimisse der Bergheiler – Alles zum Guten wenden

Allerlei Aberglauben umgab die Herstellung der Alpenmedizin. Die Bauernärzte bewahrten meist ihre Rezepte im Geheimen. Es hielt sich der Glaube, dass, wer seine Heiltechniken weitergäbe, seine Heilkraft verliere.

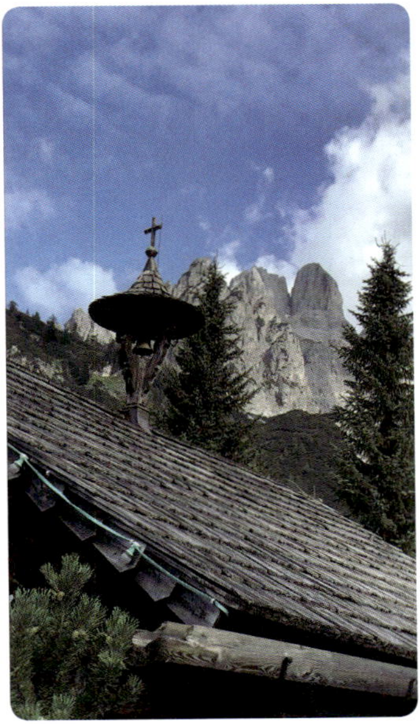

Berühmt waren im Alpenraum die »Wender«. War eine Familie scheinbar vom Pech verfolgt, bat man einen »Wender« um Rat. Man glaubte, dass diese Heiler alles Ungesunde und Schlechte zum Guten wenden könnten. Ein solcher Wender hatte viel Lebenserfahrung. Er erfasste die seelischen Notlagen der Menschen und nutzte Techniken, die man heute der Gestalt- und Verhaltenstherapie zuordnen würde. Wender arbeiteten vor allem mit Gebeten, Kreuzzeichen, Berührungen und heiligen Amuletten. Sie behandelten erfolgreich Krankheiten, die seelischen Ursprungs waren, wie Hautkrankheiten, Fieber, Schmerzen und Kriegstraumata der Soldaten. Bei all diesen Heilern galt das Gebot der Nächstenliebe, das forderte, keinen Hilfesuchenden abzuweisen.

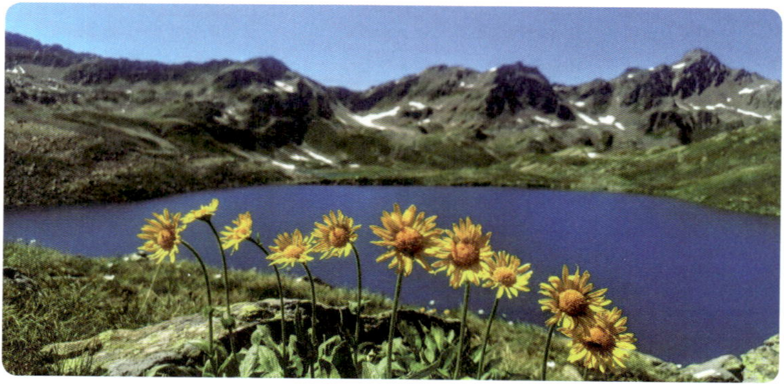

Alpenmedizin für alle – Vom Berg ins Tal

»Alle Wiesen und Matten,
alle Berge und Hügel sind Apotheken.«
Paracelsus

Eine ganz andere Form der Alpenmedizin wurde von Ärzten aus dem Tal entwickelt, die die Alpenkräuter für die allgemeine Medizin entdeckten. Es waren berühmte Ärzte wie Paracelsus (1493-1541), der auf die besonderen Heilkräfte des Alpenraumes setzte. Wenig später beschrieb dann der Züricher Stadtarzt und Pflanzenforscher Konrad Gesser (1516-1565) die Alpen als *»heilsamen Garten Gottes«*. Ein Jahrhundert später forschte der Arzt Johann Jacob Scheuchzer (1672-1733) zu den Heilkräften der Alpenprodukte, wie Kräutertinkturen, Alpenmilch und -molke und Mineralien, wie Salz und Kalk. Er verschrieb auch Bäder in Thermalquellen. All dies führte zu einer neuen Form der Alpenkuren, die zahlreiche Menschen in die Berge lockte.

Sissis *Alpenlust*, Heidi und der Zauberberg

»Hier, in der reinen Luft, die ich atmete, war es, wo ich die Rückkehr jenes inneren Friedens fand, den ich solange verloren hatte. Ich wundere mich, dass die heilsamen und wohltätigen Luftbäder der Gebirge nicht zu den vorzüglichen Heilmitteln der Medizin und Moral gerechnet werden.«
Jean-Jacques Rousseau, *La nouvelle Heloise* 1764

Kaiserin Sissi liebte die Berge. Auf ihren Bergwanderungen sammelte sie immer Heilkräuter. Ihre Aufenthalte in den Alpen zogen den Wiener Adel nach und machten aus verschlafenen Bergdörfern mondäne Kurorte. In Bad Reichenhall kurte der deutsche und russische Adel. Hier verband man Salzkuren mit Dampfinhalationen des gesunden Latschenkiefern-Öls.

In der zweiten Hälfte des 19. Jahrhunderts, als die Lungenkrankheit Tuberkulose verheerend um sich griff, galten Höhenkuren oft als letztes Heilmittel. Ganze Lungenkurorte entstanden, wie im schweizerischen Davos. Thomas Mann hat in seinem *Zauberberg* eine malerische Beschreibung dieser Kurgesellschaft in Davos hinterlassen.

Die heilsame Kraft der Alpenmedizin kam auch in Mode durch die Literatur. 1880 erschien der Roman *Heidi* und wurde sofort ein Bestseller. Im Mittelpunkt steht das Waisenkind Heidi, das beim »Almöhi« auf der Alm lebt. Anschaulich beschrieben werden hier »die unsichtbaren Heilkräfte der Berge«, die ihrer kranken Freundin aus der Stadt schließlich aus dem Rollstuhl helfen.

Rezept: **Mit Alpenkräutertee gegen die Spanische Grippe**
Der Kräuterpfarrer Johann Künzle schrieb das einflussreiche Buch *Chrut und Uchrut*. Es war in der Schweiz jahrelang das meistgelesene Buch nach der Bibel. Künzles wertvolles Wissen bestand seine Feuerprobe zur Zeit der Spanischen Grippe im Jahr 1919.
Es war Johann Künzles legendärer Grippetee, der dafür sorgte, dass kein Bürger seines Dorfes an der Pandemie starb. Das ganze Dorf trank stündlich eine Tasse Grippetee, der überall warm auf dem Herd stand. Darin waren **Stechpalmenblätter, Schließgraswurzeln, Wermut, Salbei, Angelikawurzel und Wasserdost**.

Die Höhenstufen: Was wächst wo und wann am Berg?

Viele Pflanzen der Alpen sind ausgemachte Spezialisten. Sie wachsen nur an bestimmten Orten, die ein besonderes Klima haben. Dabei spielen Sonneneinstrahlung, Bodenbeschaffenheit und Höhenmeter eine entscheidende Rolle. Wann die Pflanzen blühen, ist von unterschiedlichen Parametern abhängig. Im Tal können Ende Mai schon Sommerpflanzen blühen, während hoch oben sich gerade erste Frühlingsblüher vorwagen.

Die montane Höhenstufe

Diese Höhenstufe beginnt ab 800 Metern. Es ist eine uralte hügelige Kulturlandschaft. Wiesen und Wälder wechseln sich ab. Dörfer und Höfe liegen zwischen Weiden mit Ahorn- und Obstbäumen. Hier wachsen die typischen Bergschönheiten, wie Sternnarzisse, Christrose und Türkenbundlilie. Als Bäume finden sich häufig Ebereschen, Fichten und Weißtannen.

Die subalpine Höhenstufe

Die anschließende Höhenstufe beginnt ab 1800 Metern und ist sehr artenreich. Hier liegen die Almwiesen. Die Pflanzen, die hier wachsen, entwickeln sich zu üppigen Schönheiten. Auf dieser Stufe müssen sie noch nicht mit ihren Kräften haushalten, wie es die höheren Standorte erfordern. Hier durchwandert man die typischen Gebirgswälder. Sie liegen unterhalb der Waldgrenze. Die Baumgrenze wird bestimmt von der Anzahl warmer Tage im Jahr: Bäume benötigen zum Wachstum mindestens hundert Tage mit einer Temperatur von über fünf Grad.

Auf der subalpinen Stufe finden sich auch wasserreiche Hochmoore, Quellflure, Schneeböden sowie Schuttflächen. In den *Quellfluren* sind besondere Pflanzen, darunter das Alpen-Heilglöckchen, beheimatet, denn hier ist der Boden konstant feucht und friert erst spät ein. In den *Alpenmooren* wachsen neben Wollgras Mehlprimel und Sonnenröschen. Als *Schneeböden* bezeichnet man Schattenspalten, in denen der Schnee bis in den Sommer liegen bleiben kann. Hier wachsen ganz eigene robuste und gleichzeitig zarte Heilpflanzen, wie das Eisglöckchen, die segensreiche Alpen-Mutterwurz sowie der spektakulär süß duftende Filzige Alpenlattich.

Die alpine Höhenstufe

Die Baumgrenze beginnt ab 2200 Metern. Diese Höhenstufe heißt auch *Kampfzone* und *Krumholzgürtel*. Hier finden sich die charakteristischen buschartigen Latschenkiefernfelder. Niedrige Wacholderbüsche, der rotblühende Almrausch, Grün-Erlen und Heide können ein dichtes Dickicht bilden, das als Schutzschild gegen Lawinen und Steinschlag dient. Die Blumen und Kräuter wachsen hier nicht mehr in die Höhe, um Energie zu sparen. Sie haben kurze Stengel, oft pelzige Blätter und tiefe Wurzeln. Der

Frühling zaubert auf die Almwiesen Arnika und bärtige Glockenblumen. Im Sommer finden sich hier Prachtnelken, gelber Enzian und die Silberwurz. Das Blütenfest beenden im Spätsommer Silberdisteln und der blaue Schwalbenwurzenzian. Auf der alpinen Höhenstufe finden sich die majestätischen Zirbenwälder, die über die Baumgrenze hinweg wachsen können. Dort, wo Muränen und Steinschläge Schuttfluren hinterlassen haben, wachsen alpine Rasen und Matten. Das stengellose Leimkraut bildet auf den scheinbar nackten Felsen zauberhafte rosafarbene Teppiche. Die kleinen Pflanzen sind oft mehrere hundert Jahre alt und verdienen unsere Bewunderung und unseren Schutz.

Die nivale Höhenstufe

Höher geht's nicht! Auf dieser letzten Stufe sind die Gipfelstürmer der Pflanzenwelt zu Hause. In einer lebensfeindlichen Umgebung neben Gletschern und auf nackten Felsen finden sich nur wenige Überlebenskünstler. Sie sind absolute Spezialisten, die mit großen Widrigkeiten der Umwelt, seien es die hohen Temperaturschwankungen, das rauhe Wetter oder die hohe UV-Strahlung, zurechtkommen.

Die wenigen Heilpflanzen, die hier wachsen, sind absolute Kostbarkeiten. Diese hochschwingenden Himmelspflanzen können uns ideal bei der Bewältigung von Krisen zur Seite stehen. Unter ihnen findet sich der Himmelsherold, die kurzstengelige Alpenmargerite und das Gletscherröschen. Vor allem der fein duftende Himmelsherold gilt als heilige Pflanze. Dort, wo sie wächst, glaubte man, heiligen Boden zu betreten. Wer sie findet, so sagt man, dem schicke Maria ihren Segen. Noch heute gibt es im schweizerischen Wallis den Brauch, ein Kreuzzeichen beim Anblick eines Himmelsherolds zu schlagen.

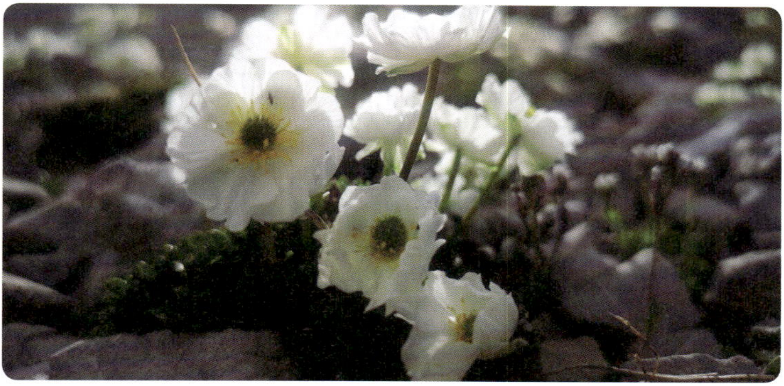

Heilkräuter kennenlernen

»Für jede Krankheit ist ein Kräutlein gewachsen!«
Pfarrer Kneipp (1821-1897)

Heilkräuter, Beeren und Baummedizin lernt man am besten an der Seite von erfahrenen Kräutersammlern kennen. Kräuterführungen kann man überall besuchen. Viele Kräuter ähneln einander sehr, wobei der scheinbare Partner hochgiftig sein kann. So gleicht beispielsweise das Johanniskraut dem giftigen Jakobskreuzkraut auf den ersten Blick sehr. Schöne Bücher zum Einstieg sind die Bestseller: *Gesundheit aus der Apotheke Gottes* von Maria Treben und *Chrut und Unchrut* von Kräuterpfarrer Johann Künzle.

Wo sammele ich?

Kräuter werden am besten weit ab von Straßen, Industrieanlagen, schmutzigen Gewässern oder gedüngten und gespritzten Feldern gesammelt. Am Berg gilt die einfache Regel: *Je höher, umso besser.*

Nur gesunde Pflanzen sammeln

Wenn die Heilkräuter Schädlinge haben, lasse die Finger davon. Einige Heilpflanzen entwickeln bei bestimmten Schädlingen eigene Abwehrgifte, die sich in Blüte, Blatt und Wurzel einlagern. Auch Pflanzen mit Mehltau, Flecken und Fraßstellen an den Blättern bitte stehen lassen.

Die richtige Zeit

Tageszeit: Doris Warter sammelt von 11 bis 15 Uhr mittags. Zur Zeit des hohen Sonnenstands haben die Pflanzen besonders viele Wirkstoffe. Sie rät: Am besten pflückt man an sonnigen Tagen, kurz nachdem der Tau von den Pflanzen abgetrocknet ist.

Jahreszeit: Die Blüten werden zu Beginn der Blütezeit geerntet. Die Blätter erntet man vor und während der Blütezeit. Die Wurzeln gräbt man im Frühjahr oder im Herbst aus. Die Früchte zur Zeit ihrer Reife.

Nach dem Ernten die Blätter und Blüten vorsichtig aufeinander legen und nicht zerdrücken. Es ist gut, sie in Körbchen aus Naturmaterialien zu sammeln, denn in Plastiktüten schwitzen Kräuter und können leicht schwarz werden. Außerdem können die ätherischen Öle der Pflanzen das Plastik auflösen.

Sei frohen Gemüts

»Je feiner und subtiler etwas ist, desto kräftiger ist es.
Deshalb vermag es in Dinge hineinzuwirken, die gröber sind.«

Meister Eckhart (1260-1328)

Wenn du sammelst, erntest und schneidest, ist eine glückliche und positive Einstellung wichtig. Früher gab es zahlreiche Regeln, mit welcher inneren Einstellung das Kraut geschnitten werden müsse. Folgende Regeln haben sich erhalten: Sei in Dankbarkeit, verspielt und glücklich. Trage deinen Wunsch und deine Absicht, wofür du pflückst und erntest, im Herzen. Du kannst beispielsweise denken: *»Aus diesen Kräutern mische ich einen Nierenheiltee«* oder *»Diese Blumen mit ihrer Schönheit werden mich zu Hause in der Vase glücklich machen.«*

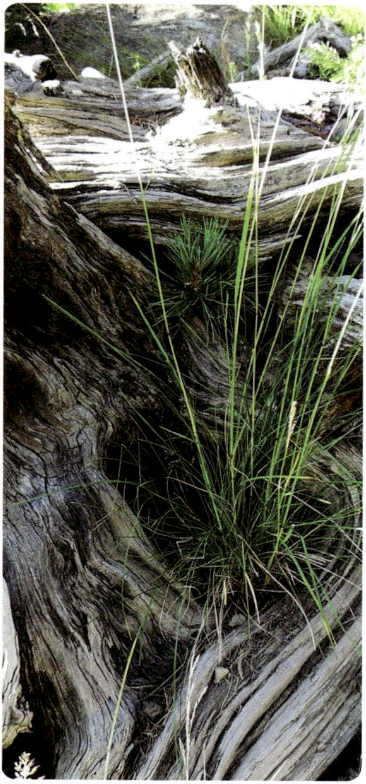

Die alten Kräutersammler der Alpen wussten für jedes Kräutlein, das sie pflückten, heilige Gebete, Reime und Verslein. Beim Ernten versanken sie im Gebet und verbanden sich mit dem Pflanzengeist, der gerne seine Heilkraft gab.

Frisch ist am besten

»Alles Lebendige bildet
eine Atmosphäre um sich her.«

Johann Wolfgang von Goethe (1749-1832)

Frisch gepflückte Kräuter bringen die besten Heilerfolge. Frische Kräuter kann man schon früh im Jahr finden. Einige Heilkräuter, etwa Brombeerblätter, kann man das ganze Jahr ernten. Andere kann man selbst unter der Schneedecke finden, wenn man sich ihre Standorte gemerkt hat.

Fang einfach an

Das heißt, dass du es dir zum Einstieg in die Welt der Heilkräuter der Alpen leicht machen darfst und fertige Produkte kaufen kannst. Ein schöner Mädesüßtee, ein Almrauschhonig oder ein beruhigendes Duftspray aus Zirbe machen dich mit dieser heilsamen Pflanzenwelt bekannt.

Aufgepasst

Lerne die Verwandten der Bergheilpflanzen kennen, indem du sie dir auf deinen Balkon oder in den Garten pflanzt. Primeln, Enzian, Zuchtedelweiß, Narzissen und Christrose tragen die Kräfte ihrer Urahnen in sich.

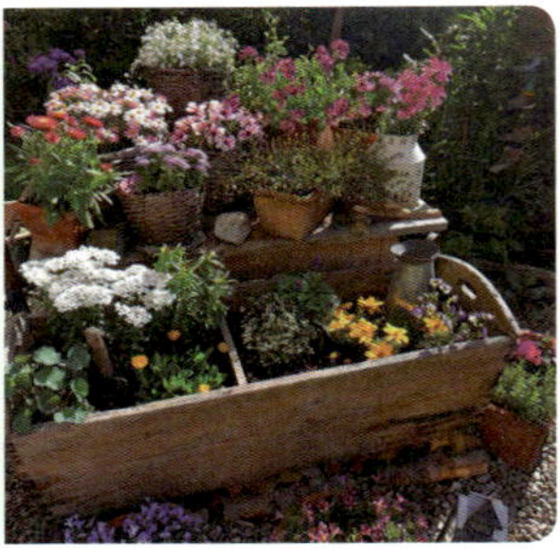

Schone die Natur

Es gilt, achtsam und nachhaltig zu ernten. Pflanzen nicht einfach ausreißen. Nie die ganze Pflanze abernten. Bei seltenen Pflanzen besser Produkte aus dem Handel beziehen. Diese kommen aus Alpenländern, in denen die Pflanzen noch reichlich vorkommen.

Trocknen

Die meisten Pflanzen werden vor dem Trocknen nicht gewaschen. Johanniskraut oder Pfefferminze kann man in Büscheln zum Trocknen gut an einem kühlen, trockenen Ort (Dachboden) aufhängen. Sammelgut einfach auf unbedrucktem Papier oder Tüchern in luftigen, warmen Räumen auslegen, bis es knochentrocken ist.

Wurzeln werden dagegen vor dem Trocknen gewaschen und geschnitten. Beeren und andere sehr saftige Pflanzenstücke kann man im Dörrofen oder einfach auch im Backofen auf Backpapier trocknen. Die Temperatur sollte 35 Grad nicht überschreiten. Ganz durchgetrocknet kann man die Kräuter in Gläsern an einem lichtgeschützten Ort aufbewahren. Behälter aus Kunststoff oder Metall bitte meiden.

Wie verwende ich die Kräuter?

»Der Tag hört auf, der Tag fängt an – mit einer Prise Baldrian.«
Volksweisheit der Alpen

Kräuter sind gesund und dürfen Heilspeise auf deinem Speiseplan werden. Viele Kräuter schmecken gut im Salat, wie beispielsweise Löwenzahn. Man kann aus ihnen leicht ein Pesto zubereiten oder sie als Gemüse – zum Beispiel die Brennnessel – kochen. Aus Fichtenwipferln lässt sich ein Sirup (mit Honig oder Zucker) und ein leckeres Baumoxymel für eine besondere Salatsoße herstellen. Außerdem werden aus den Kräutern Pulver, Tinkturen, Mazerate, Salben, ätherische Öle und Hydrolate hergestellt. Im Folgenden werden einige Herstellungsweisen kurz vorgestellt.*

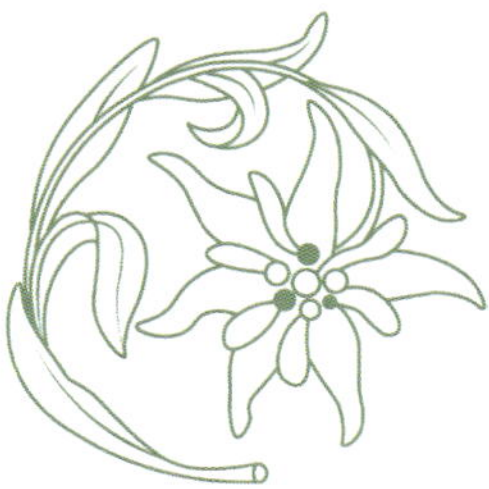

* Weiterführende Literatur im Anhang dieses Buches.

Tee: Zubereitungsart

»Es gibt nichts, was nicht mit
einer guten Tasse Tee geheilt werden kann!«

Volksweisheit

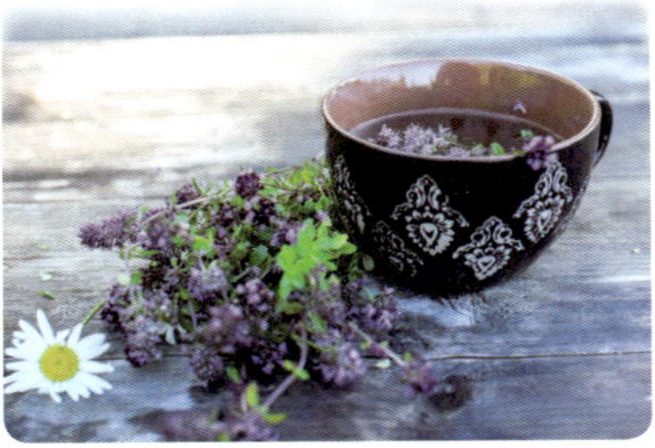

Am einfachsten in der Anwendung sind Kräutertees. Frisch geschnitten sind die Kräuter am wirkungsvollsten. Pro Tasse nimmt man eine gute Prise; bei getrockneten Kräutern nimmt man etwas mehr, etwa einen Teelöffel.

Die Regel lautet: Je frischer die Kräuter, umso kürzer muss der Tee ziehen. Bei frischen Kräutern reicht eine Minute. Bei getrockneten etwa 3-5 Minuten. Der Tee sollte hell sein. Am besten trinkt man die Heil-Tees immer warm. Man kann sich frischen Tee zubereiten und in eine Thermoskanne füllen. Den warmen Tee dann über den Tag verteilt trinken, am besten vor den Mahlzeiten.

Tinkturen sind wunderbare Heilmittel

Einige Heilpflanzen haben flüchtige Wirkstoffe, die man nur mit Alkohol ausziehen und binden kann. In diesem Fall spricht man von Tinktur. Um Tinkturen kennenzulernen, kann man zu Beginn auf fertige Produkte aus dem Handel zurückgreifen. Es gibt viele Seminare zur Herstellung von Tinkturen. Die Tinkturen sind äußerst wirksam und werden meistens viel zu hoch in der Anwendung dosiert. Meist reichen zwei Tropfen in Wasser zweimal täglich eingenommen. Bitte Tinkturen nur mit Rücksprache von Arzt, Heilpraktiker oder Apotheker anwenden.

Das Mazerat – Kaltauszüge

Einige Kräuter (Wurzeln und Beeren) können nicht als Tee überbrüht werden, da sie ihre Heilkräfte verlieren, wie beispielsweise die Mistel oder Hagebutte. Der Tee wird hier mittels eines Kaltauszuges gewonnen. Dazu weicht man die Pflanzen (Hagebutten zerschneiden) in Wasser über Nacht ein, seiht sie ab und erwärmt sie nur auf Trinktemperatur.

Ätherische Öle

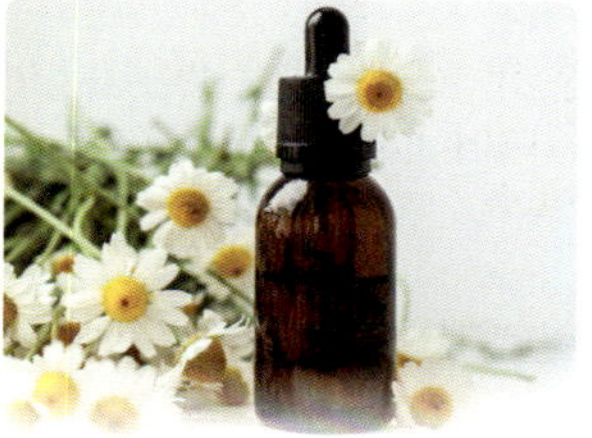

Die ätherischen Öle der Alpen, wie Zirben-, Latschen-, Gebirgsfichten-, Bergwacholder- und Weißtannen-Öl, zeichnen sich durch ihren würzigen Duft aus. Ätherische Alpen-Öle sind stark antiviral, antibakteriell und antifungizid und somit als effektive Hygienemaßnahme für Luftdiffuser, Duftlampen oder Duftsteine geeignet.* Wichtig ist der Standort der geernteten Bäume. Je höher, umso besser. Doris Warter erntet die Latschenzweige extra hoch oben in den Tauern, denn hier entwickeln sie ihr besonderes Aroma. Jeder Schritt der Herstellung von ätherischen Ölen braucht besondere Sorgfalt und Kenntnisse. Nur so kann man den Bäumen des Hochgebirges ihre heilenden Kräfte entlocken. Diese Öle immer verdünnt mit Träger-Ölen (z.B. Mandel-Öl) anwenden.

* Mehr über ätherische Öle siehe: Arends – Baummedizin, Amerang 2019.

Blütenessenzen

»Einfachheit ist der Schlüssel zu dieser Heilweise.«

Edward Bach (1886-1936)

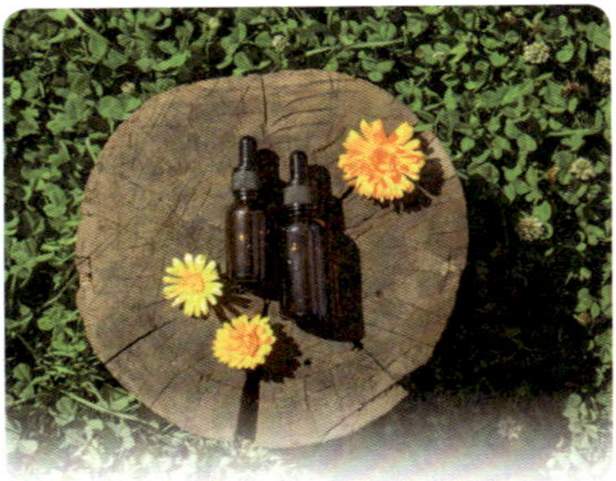

Einige der Alpenheilpflanzen finden sich unter den sogenannten Bachblüten. Diese Blütenessenzen wurden vom englischen Arzt Edward Bach Anfang des 20. Jahrhunderts entwickelt, als helfende Antwort auf die Leiden nach dem 1. Weltkrieg.* Folgende Alpenheilpflanzen sind als Bachblüte einfach über den Handel (Apotheke) zu beziehen: Enzian (*Gentian*), Heide (*Heather*), Lärche (*Larch*), Kiefer (*Pine*), Sonnenröschen (*Rock Rose*) und Heckenrose (*Wild Rose*).

Alle in diesem Buch beschriebenen Alpenheilpflanzen gibt es als Blütenessenzen auch im Handel zu kaufen. Die Anwendung ist denkbar vielseitig und einfach. Du kannst einen Tropfen auf ein halbes Glas Wasser geben und über den Tag verteilt trinken. Man kann auch einen Tropfen unter die Zunge geben. Oder man bereitet eine eigene verdünnte Mischung zu. Hierfür füllt man in eine Tropfflasche (30 ml) Quellwasser mit etwas Alkohol (ca. 1%) zum Konservieren. Blütenessenzen dürfen direkt auf den Körper aufgetragen werden. Sie ergänzen ideal Raum- und Aura-Sprays. In Mischungen hat sich die Kombination von drei unterschiedlichen Blüten bewährt.

* Siehe Edward Bach 1988.

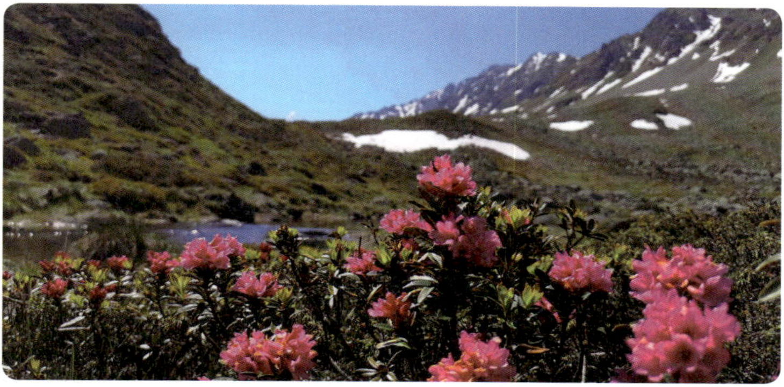

Der Almrausch ~ Feuer des Herzens

Heilendes Pflanzenwissen für unsere Zeit

Der Almrausch schenkt Wärme und Trost in Zeiten seelischer Kälte. Er ist ein Herzöffner und bringt die Lebensfreude zurück. Die im Almrausch gespeicherten Sonnenkräfte wirken sich befreiend auf den gesamten Brustraum mit Herz und Lunge aus. Alte negative Emotionen, wie Gefühle der Verlorenheit, der Trauer und der Entmutigung, lösen sich. Wir können wieder tiefer durchatmen.

Der Almrausch ~ *Rhododendron ferrugineum*

Der berühmte Almrausch gehört zur Gattung der Rhododendren. Die Pionierpflanze wächst als Zwergstrauch bis auf 2800 Metern. Hier befestigt sie mit ihren tiefen Wurzeln die Hänge. Die Blätter des immergrünen Strauchs haben auf der Unterseite rostrote Schuppen, ein effektiver Kälteschutz. Deshalb heißt der Almrausch auch *Rostblätterige Alpenrose*. Weitere Volksnamen sind *Almrose*, *Nebelrose* oder *Herznägeli*. Der Name *Almrausch* soll sich von der leichten Rauschwirkung herleiten, die sich bei Verzehr der Pflanze einstellen kann.

Pflanzenheilkunde der Alpen

Die Volksmedizin las in der Pflanzensignatur der rubinroten Blüten wärmende Feuerkräfte. Man setzte die Blüten als Tee gegen Krankheiten der Kälte ein. Bei Grippe, Husten und Mandelentzündungen trinkt man im Allgäu auch heute noch Almrauschtee oder -sirup. Almrausch soll außerdem die Kälte aus den Gelenken vertreiben und wurde früher bei Rheuma und Neuralgien verwendet.

Es gibt Almrauschhonig, der lieblich schmeckt. Er hat eine besondere, fast durchsichtig weiße Färbung. Der Honig hat eine hochschwingende Energie.

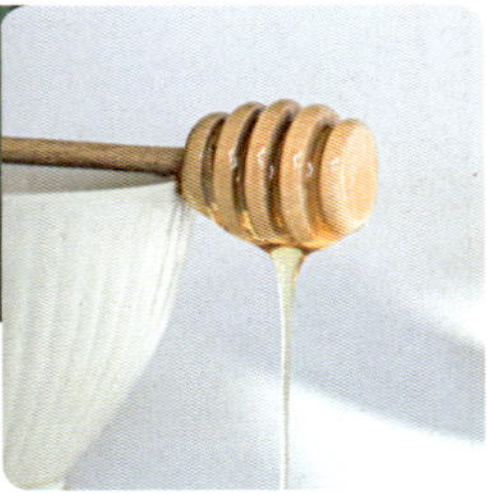

Seelische Wirkung der Blütenessenz

Der Almrausch führt von nervöser Unruhe, die durch innere Konflikte ausgelöst wurde, hin zu einer ruhigen und aufbauenden Aktivität. Einen Tropfen auf den Brustraum geben und verreiben; oder drei Tropfen in ein halbes Glas Wasser über den Tag verteilt trinken.

Brauchtum

Der glutrote Almrausch galt als Träger von Feuerenergien. Man sagte den Blüten die Kraft nach, Blitze anzuziehen. Bei drohendem Gewitter soll man keine Blüten am Hut tragen. Almrausch gilt als Wächter der Wohnorte von Naturwesen. Diese freundlichen Naturgeister, die Gletscherfräulein, beschützen gerne die Menschen und ihr Vieh auf den Almen. Früher war es ein

Brauch der Sennerinnen, der Leitkuh ein Körbchen mit Almrosenblüten und Walderdbeeren zwischen die Hörner zu binden. Dieses Dankopfer war für die Gletscherfräulein bestimmt.

Die Botschaft des Königs der Almen:
»Öffne dein Herz für die Schönheit der Schöpfung. Wisse, du bist unendlich geliebt.«

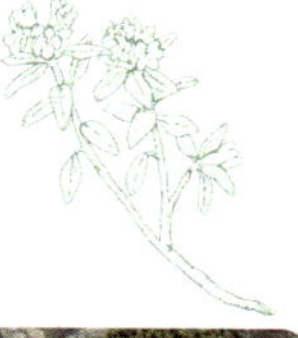

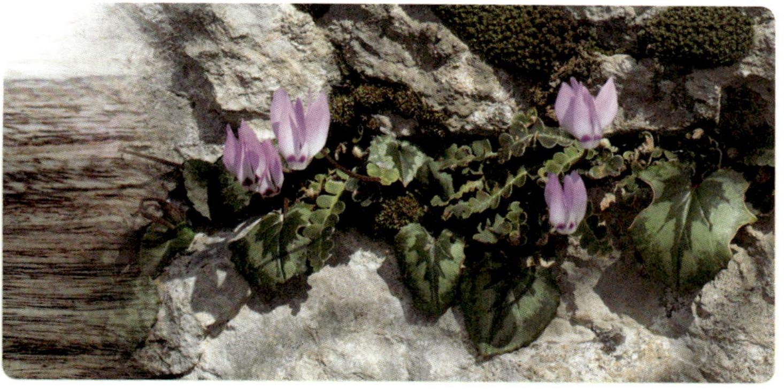

Das Alpenveilchen ~ Verwandlung

Heilendes Pflanzenwissen für unsere Zeit

Alpenveilchenkraft trägt den Schwung des Wandels in sich. Diese Pflanze schenkt dir Herzensmut, um deine Lebensaufgabe anzupacken. Es ist zum Wohle deines Umfeldes, wenn du beschließt, dein Können zu leben. Vergiss deine falsche Bescheidenheit. Dort, wo du früher dein Licht unter den Scheffel gestellt hast, gilt es jetzt, auf die Bühne deines Lebens zu treten.

Gut zu wissen: Der Deutschen liebste Topfpflanze

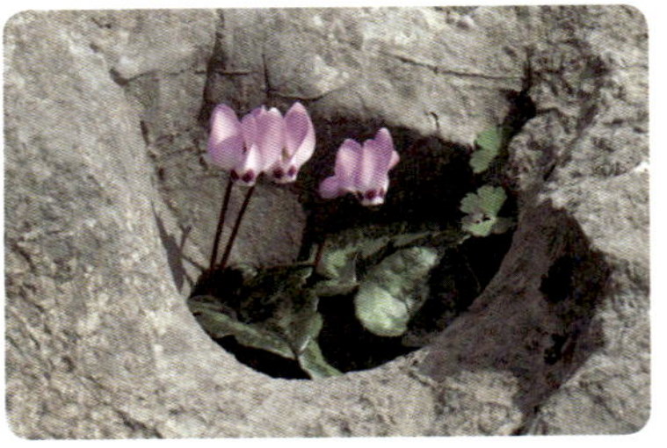

Alpenveilchen schenken uns im Winter Freude. Die Pflanze kann eine gute Gefährtin in der dunklen Jahreszeit sein. Anschauen tut gut. Alpenveilchen sind altbewährte Heiler bei Herzkummer, Einsamkeitsgefühlen und Traurigkeit. Alpenveilchen gibt es in vielen Farben und Größen. Allen gemeinsam ist, dass sie kalte, schattige Standorte und Feuchtigkeit lieben.

Das Alpenveilchen ~ *Cyclamen europaeus*

Das Alpenveilchen wächst in Gebirgswäldern. Seine Blüten sind rosafarben und blühen von Juni bis Oktober. Es zeigt eine seltene Blütenform: Die Blütenblätter stehen streng zurückgeschlagen nach oben ab. Seine dunkelgrünen Blätter lassen ahnen, dass die Pflanze auch Gift enthält. Das Alpenveilchen hat eine eigenwillige Art entwickelt, die Samen in den Boden zu bekommen. Nach der Befruchtung bildet sich eine harte Samenkapsel aus. Der Blütenstengel vertrocknet, dreht sich spiralig ein und drückt den Samen in die Erde. In der dunklen Erde überwintern die Samen, um im nächsten Frühling zu keimen. Diese Pflanzen wachsen gerne unter Haselbüschen, weshalb das Alpenveilchen auch *Haselblumel* heißt. Andere Volksnamen sind *Kreuzwehkraut, Kristleidensblumen, Saubrot* und *Schweinsapfel* – ein Hinweis, dass die klugen Wildschweine die giftigen Wurzelknollen gerne als natürliches Wurmmittel fressen.

Aufgepasst

Die Pflanze steht unter strengem Naturschutz!

Pflanzenheilkunde der Alpen

Die heilkundigen Frauen und Hebammen der Alpen nutzten früher diese Pflanze, um Geburten einzuleiten und zu erleichtern. Heute hat die Pflanze einen hohen Stellenwert in der Homöopathie. Hier wird sie häufig als Migränemittel, bei Kopfschmerzen und bei Drehschwindel eingesetzt. Außerdem hat sich das Mittel bei Menstruationskrämpfen oder depressiven Verstimmungen, die vor allem dort auftreten, wo Frauen beruflich in unglücklichen Situationen arbeiten müssen, bewährt.

Achtung

Die Inhaltsstoffe Saponinglycoside, Cyclamin und Triterpen sind giftig. Deshalb die Pflanze nur als Blütenessenz anwenden.

Gut zu wissen: Alpenveilchen zeigen Kraftlinien und Kraftorte der Landschaft an

Dort, wo man sie am Berg findet, lohnt es innezuhalten, die Energien der Umgebung wahrzunehmen und Kraft zu tanken; denn das unscheinbare Alpenveilchen gehört zum Kreis der sogenannten »Reizstreifenpflanzen«. Diese Pflanzen wachsen gerne dort, wo Reizstreifen, also geologische Verwerfungen und geomantische Linien, verlaufen. Die Reizstreifenpflanzen tragen große Heilkräfte in sich, die in diesem Fall in der Schwingungsmedizin zu finden sind.

Seelische Wirkung der Blütenessenz

Die Blütenessenz hilft, sich vorzuwagen. Sie kann ein »Kick-Off« für deine Herzenswünsche bewirken. Dort, wo man bisher feststeckte, verzagt war und sich lieber zurückzog, findet man den Mut, andere Wege zu wählen. Das Alpenveilchen heilt unser inneres Kind, dort, wo es in der Kindheit Einsamkeit ertragen musste. Heilt man den Kummer des inneren, verlassenen Kindes, fließen einem neue Kräfte zu.

Rezept: **Blütenmischung »Es geht voran!«**

3 Tropfen *Alpenveilchen-Essenz*
3 Tropfen Bachblüte *Walnut* (Walnuss) und
5 Tropfen Bachblüte *Sweet Chestnut* (Esskastanie)
in 10 ml Quellwasser ansetzen.

Jeweils einen Tropfen in ein Glas Wasser geben und über den Tag verteilt trinken. Neun Wochen lang, denn die alten Muster der Kindheit brauchen ihre Zeit, sich zu wandeln. Schreibe in dieser Zeit ein Tagebuch, in das du Träume notierst sowie Wünsche und Veränderungen aufschreibst.

Altes Wissen der Alpen

Dort, wo man Alpenveilchen am Berg findet – so dachte man früher – betrete man das Reich der Zwerge und Berggeister. Das Alpenveilchen galt in der Antike als *»eine mächtige Zauberpflanze«*, die im Garten der griechischen Göttin Hekate wuchs. Die mächtige Zauberin galt als Hüterin der Tore von Geburt und Tod.

Die Botschaft der Zauberpflanze der Berge:

»Lebe deine Herzenswünsche!«

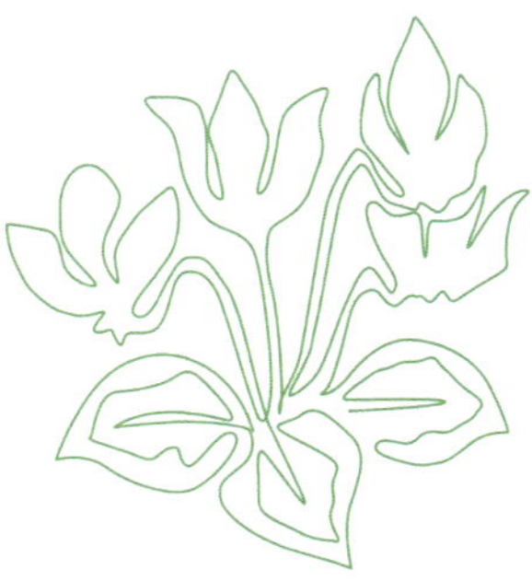

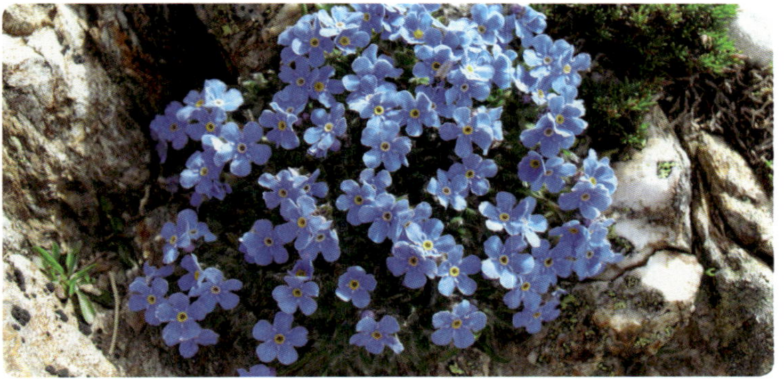

Das Alpen-Vergissmeinnicht

Du bist dein Glücksstern!

Heilendes Pflanzenwissen für unsere Zeit

Diese Pflanze ist ein Glücksbringer. Wenn diese Blume dich im Moment besonders anspricht, dann umgib dich mit ihr, ihren Farben und ihrer Energie. Vergissmeinnicht sind in der Pflanzenwelt mächtige Kraftblumen. Das Vergissmeinnicht ermutigt dich, die Dinge einmal ganz anders zu betrachten. *»Was groß ist, ist klein, und was klein ist, ist groß«*, flüstert diese Heilpflanze dir zu. *»Dein schönes Wesen ist groß. Deine Probleme sind hingegen viel kleiner, als du ahnst – sie kommen und gehen.«*

Inspiration: Ein Sternenschutzmantel

Wann immer du dich etwas dünnhäutig fühlst, stelle dir vor, dass dich ein wunderschönes Vergissmeinnichtblau als Farbe einhüllt und beschützt. Sieh in deiner Imagination, wie kleine blaugelbe Blütensterne deinen Schutzmantel schmücken. Das Vergissmeinnicht wird im Alpenraum der Schutzmantel-Madonna zugeordnet.

Zum Alpen-Vergissmeinnicht ~ *Myosotis alpestis*

Das Alpen-Vergissmeinnicht wächst gerne auf kalkhaltigen Böden, oft in der Nähe von Edelweiß. Es blüht von Ende Mai bis in den August. Diese Urform hat sich nach der Eiszeit weltweit mit über fünfzig Sorten verbreitet. Die kleinen himmelblauen Sterne haben in der Mitte einen goldgelben Kreis aus Schlundschuppen. Die Pflanze mit ihren pelzigen Blättern zählt zur Familie der Raublattgewächse. Typisch für diese Pflanzenfamilie ist der Farbwechsel der Blüten: Sind die Blüten des Vergissmeinnichts beim Aufblühen noch lila, werden sie mit der Zeit blau. Der Farbumschlag kommt durch den Blütenfarbstoff Athocyan zustande, der ähnlich wie Lackmus reagiert. Am Blütenbeginn ist der Zellsaft eher säuerlich, später wird er dann alkalisch und die Blüte schlägt farblich ins Himmelblau. Mundartliche Namen sind *Blauer Himmelsschlüssel*, *Blauer Augentrost* und *Mäuseöhrchen.*

Ein ungewöhnlicher Name

Eine griechische Sage erzählt, dass Zeus allen Pflanzen ihren Namen gegeben hatte – nur eine kleine blaue Blume hatte er vergessen. Diese rief den Götterkönig an: *»Vergiss mein nicht!«* Zeus gab ihr daraufhin den Namen *Vergissmeinnicht* und schenkte ihr die Kraft, ein Schlüssel zur himmlischen Glückseligkeit zu sein. Bemerkenswert ist, dass diese Pflanze in fast allen Ländern einen ähnlichen Namen trägt. In England heißt sie *Forget-me-not,* in Holland *Vergeet-mij-niet* und in Japan *Das nicht vergessende Gras.*

Aufgepasst

Gute Laune fördert das kreative Denken.
Stelle dir öfters einen Strauß mit Vergissmeinnicht auf deinen Schreibtisch. Die Blütenfarbe kitzelt die Kreativität. Das Farbspiel und die Heiterkeit, die diese Blüten versprühen, bringen deinen inneren Künstler und das innere Kind im glücklichen Spiel zusammen.

Pflanzenheilkunde der Alpen

Die Volksheilkunde setzt Vergissmeinnicht zur Therapie von bakteriellen oder viralen Infektionen ein. Im Mittelalter gehörte das Vergissmeinnicht in jede Apotheke. Es diente als Heilpflanze für Lungenleiden aller Art. Die Pflanze wirkt entzündungshemmend, beruhigend, adstringierend und tonisierend. Vergissmeinnicht unterstützt die Phase der seelischen Rekonvaleszenz nach schweren Krankheiten.

Räuchergeheimnisse: Albträume vertreiben

Eine Räuchermischung mit Weihrauch und kleinen getrockneten Vergissmeinnicht-Blüten ist ein gutes Räucherwerk für Kinder, die nachts an Albträumen leiden. In Lettland und Litauen räucherte man früher mit getrockneten Vergissmeinnicht-Sträußen regelmäßig die Kinderzimmer aus. Allgemein eignet sich diese Räuchermischung für akute Krisenzeiten. Sie wirkt belebend, aufrichtend und klärend.

Seelische Wirkung der Blütenessenz

Als Blütenessenz schenkt der Sternensegen dieser Heilpflanze eine glückliche Beziehung zu sich selbst. *»Sieh, du bist ein Glückskind!«*, lässt dich diese Pflanze erleben. *»Liebe dich selbst!«* Mit diesem guten Fundament kannst du dich für eine neue Qualität deiner Beziehungen öffnen: Neue Freunde und deine Seelengruppen warten bereits auf dich. Vergissmeinnicht hilft auch, alte Beziehungen, die dir nicht mehr guttun, loszulassen. Das Vergissmeinnicht heilt seelische Verletzungen, die entstanden sind, wo man dich in der Vergangenheit vergessen hat. *»Jetzt bist du dran!«*, ist die Botschaft der Heilpflanze. Dies ist nicht die Zeit für falsche Bescheidenheit. Äußere Anwendung: Einen Tropfen pur auf den Hals und das Herz verreiben. Innere Anwendung: Drei Tropfen in ein halbes Glas Wasser geben und über den Tag verteilt trinken.

Aufgepasst

Die Blütenschönheit ist essbar

Du kannst die schönen frischen Blüten als essbare Dekoration über Salate und andere Speisen streuen. Die Blüten sind auch leicht zu trocknen. Dann können sie in Teemischungen oder im Räucherwerk schöne blaue Akzente setzen. Die Blüten lassen sich gut kandieren.

Pflanzenlegenden

Viele Sagen berichten, dass der *Blaue Himmelsschlüssel* die Fähigkeit habe, verborgene Schätze ans Tageslicht zu bringen. Suchenden, die sich die Blüten an den Hut stecken, ruft es zu: *»Vergiss mein nicht!«*, wenn ein Schatz in der Nähe ist.

Die Botschaft des Sternensegens der Berge:

»Sei dein ganzes Glück – für dich und alle anderen.«

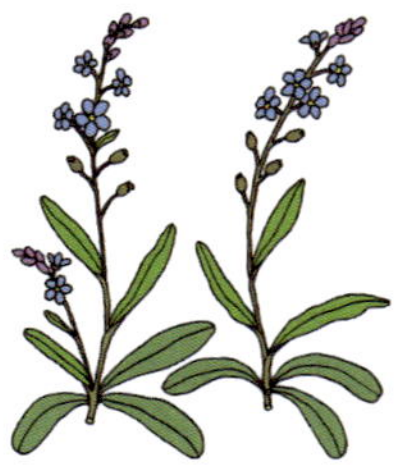

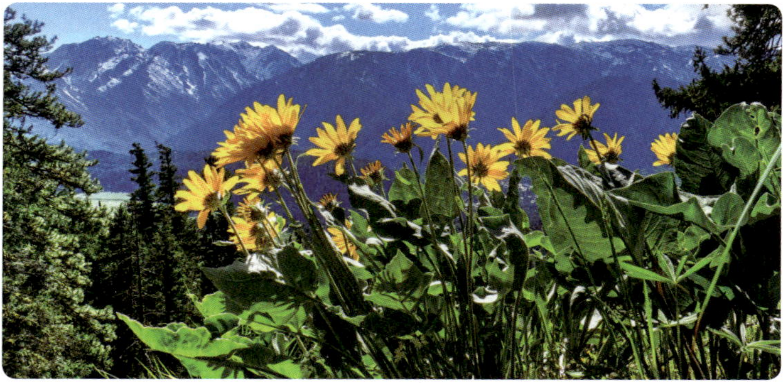

Die Arnika ~ Feuerwirbel der Heilung

Heilendes Pflanzenwissen für unsere Zeit

Mit Arnika geht die Sonne auf. Diese Heilpflanze wärmt von innen. Sie tröstet bei Herzenskummer und Trauer und hilft, wieder auf die Beine zu kommen. Sie verleiht unserem Handeln in Krisenzeiten Flügel. Diese Pflanze ist ein Wundenheiler. Wenn du von außen körperlich oder seelisch verletzt wurdest – mit dieser mächtigen Heilpflanze ordnet sich alles neu.

»Diese herrliche Pflanze, die den freien Höhen des Urgesteins angehört, die an den Stufen zu Götterthronen steht! Schon sprengt sie die Enge, gelb-rote Feuerwirbel stehen im Lichte der Johannissonne. Welche Würze, welcher Duft. Was da duftet, wie sprech' ich es mir aus? Heilsame Gewalt möchte ich es nennen. In jeder Art ist die Energie in die Arnika hineingedrängt. Schon die Erinnerung an sie gießt mir Feuerströme ums Herz. Hier ist die Pflanze der raschen Heilung, der kräftigen Entscheidung.«

Johann Wolfgang von Goethe

Die Arnika ~ *Arnica montana*

Goldgelb blüht die Arnika im Juni und verwandelt die Almwiesen in duftende Prachtfelder. Sie wächst von 800 bis auf 2800 Meter hinauf. Ihre Randblütenblätter besitzen drei Zähnchen, eines der Erkennungsmerkmale der Arnika. Der Korbblütler bildet bis zu 30 cm hohe behaarte Stengel aus, die eine unregelmäßig geformte Blüte tragen. Die beste Sammelzeit ist um Johanni (21. Juni). Die Pflanze steht in Deutschland und Österreich unter strengem Schutz. Man kann die getrockneten Blüten im Handel beziehen, die dann meist aus Spanien oder den Karpaten stammen. Die Arnika wurde zwischendurch fast ausgerottet. Sie braucht vor allem ungedüngte Almwiesen, die von Menschen gepflegt werden. Versuche, sie auf größeren Feldern im Flachland zu kultivieren, scheiterten. Die amerikanische Wiesenarnika *(chamissonis ssp. Foliosa)* lässt sich hingegen gut kultivieren, allerdings sind ihre Blüten weniger gehaltvoll.

Pflanzenheilkunde der Alpen

Arnika ist die meistverwendete Heilpflanze. Sie gilt als Erste-Hilfe-Pflanze für Verletzungen. Arnika fördert die Durchblutung. Sie wird nach Prellungen, Knochenbrüchen und Quetschungen angewendet in Form von Umschlägen und Salbe. Arnika-Schnaps, -Tinkturen und -Salben werden bis heute im ganzen Alpenraum eingesetzt. Einreibungen wirken keim- und virentötend und gegen einige Pilzerkrankungen. Begleitend bei Operationen hat sich das homöopathische Mittel Arnica C 200 bewährt. In der Volksmedizin wurden Arnika-Blüten früher als Tee und Tinktur und als anregendes Mittel bei Herz- und Kreislaufbeschwerden sowie bei Erschöpfungszuständen eingesetzt. Arnika ist eine alte Heilpflanze der Hebammen der Alpenregion, die sie nutzen, um Blutungen nach der Geburt zu stoppen. Von der inneren Einnahme der Pflanzenauszüge wird heute jedoch aufgrund möglicher Nebenwirkungen abgeraten. Ihre Volksnamen wie *Wohlverleih*, *Kraftwurz* und *Kraftrose* weisen auf ihre große Heilkraft hin. Arnika heißt auch *Feuerblume, Engelskraut* und *Marienkraut,* weil es Trauernden und innerlich »Erkalteten« neue Herzenswärme schenkt und gebrochene Herzen heilt. Der Name *Fallkraut* oder *»Stoh up un go hen«* (»Steh auf und gehe hin«) deutet auf ihre Heilkraft bei Schlaganfällen hin.

Doris' Rezept für ein Arnika-Wacholderbeeren-Bad

Bei Gelenk-, Schulter- und Rückenschmerzen kann dieses Bad eine wohltuende Entspannung schenken.

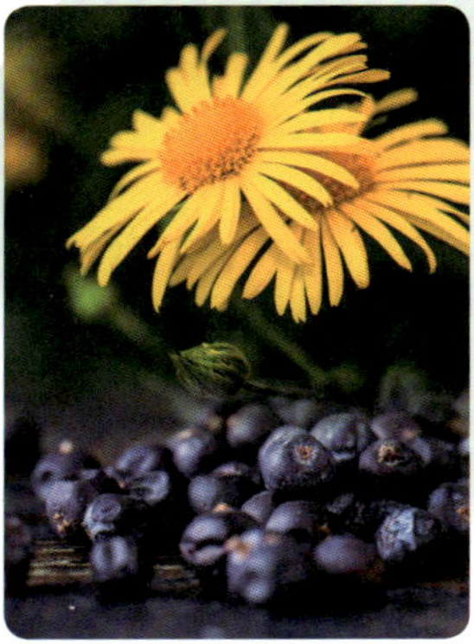

Zutaten: 2 EL Arnikablüten, 1 EL Wacholderbeeren, ein frischer Brennnesselstengel auf drei Liter Wasser. Man nimmt frische Wacholderbeeren und quetsche sie im Mörser aus. Die getrockneten Arnika-Blüten und die frische Brennnessel klein schneiden. Alles in einen Topf geben und mit abgekochtem Wasser übergießen und abgedeckt zwanzig Minuten ziehen lassen. Dann abseihen und ins Badewasser geben.

Gut zu wissen: Arnika ist eine Nieswurz

Getrocknete und gemahlene Arnika-Blätter dienten lange Zeit als Beimischung zum Schnupftabak. Das heilsame kräftige Niesen befreite damals effektiv von Fremdenergien. Heute dürfen wir Arnika-Tinkturen oder das ätherische Öl auf ein Tuch oder eine Feder geben und damit die Aura auswedelnd reinigen.

Seelische Wirkung der Blütenessenz

Arnika bringt den Verlassenen Wärme, den Einsamen Geborgenheit und den Trauernden Trost. Es ist die Blüte, die Trauer, Schocksituationen, Unfälle oder schwere Operationen begleitet. Sie unterstützt sanft das sogenannte »doppelte Loslassen«, das in größeren Lebenskrisen gefordert wird. Wenn geliebte Menschen und Lebensträume sich gleichzeitig verabschieden, kann Arnika sanfte Heilung schenken.

Arnika als Schwingungsessenz hilft, die Härte des Verlustes wieder in Liebe zum Leben zu wandeln. Goethe, der nach der abgelehnten Liebe durch Ulrike von Levetzow einen Schlaganfall erlitt, half Arnika, seine innere Sonne wiederzufinden. Er schrieb ein Lob auf ihre Heilkräfte: *»Seht die Blüte doch an, wie sie sich öffnet, wie sie sich in Licht in Sonnenglut auflöst. Nichts Sprödes, Hartes stellt sich der bildenden Himmelskraft entgegen, jung und lebensfrisch erwählte sie der Sonnengott.«* Arnika begleitet das langsame Erwachen der Seele, das sich nach großen Lebenskrisen einstellt. Die feinstoffliche Blütenessenz sollte über einen längeren Zeitraum (neun Wochen) eingenommen werden. Gut ist es, sie griffbereit in der Handtasche zu tragen und bei Bedarf direkt einen Tropfen einzunehmen.

Brauchtum

Getrocknete Arnika-Büschel dienten früher als Schutz, wenn ein aufkommendes Unwetter die Getreideernte zu zerstören drohte. Man zündete an den vier Felderecken jeweils ein Bund getrocknetes Arnika an, wobei der Strauß geschwenkt wurde und man laut rief: »Steckt Arnika an, steckt Arnika an, dass das Wetter sich scheiden kann!«

Die Botschaft der Herzenssonne:
»Stehe in der Flamme deines Herzens.«

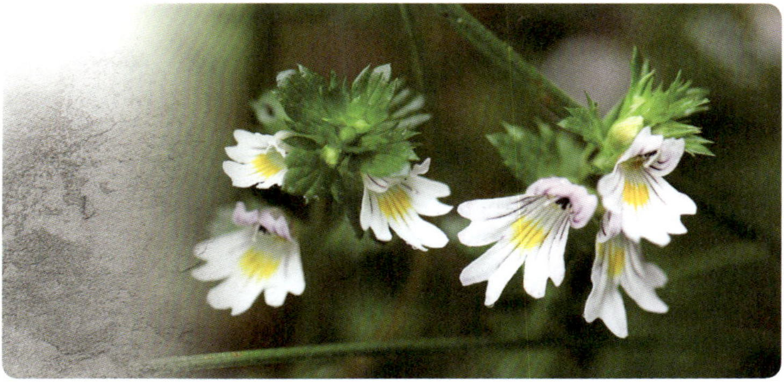

Der Augentrost ~ Augen auf!

»Schön ist eigentlich alles,
was man mit Liebe betrachtet!«

Christian Morgenstern

Heilendes Pflanzenwissen für unsere Zeit

Der Augentrost ist ein Augenöffner. Schau dich mit Liebe um. Sage »Ja!« zu deinem Leben und erwarte, nur Gutes zu sehen. Du bist ein Geschöpf der Natur und darfst vertrauensvoll leben. Ersetze Angst durch Vertrauen. Es gibt nur dieses eine große JETZT, in dem du lebst. Dieser Augenblick ist der einzige Moment, in dem du alles verändern kannst.

Augentrost ~ *Euphrasia montana*

Der Name *Euphrasia* stammt aus dem Griechischen. Es bedeutet »Frohsinn« und »Wohlbefinden«. Die Pflanze ist klein und wird selten höher als 15 cm. Ihre Blüten gibt es in vielen Farben. Die Blüte ähnelt mit etwas Fantasie einem Auge, denn auf der unteren Blütenlippe sind feine sternförmige Wimpernstriche zu sehen. Es gibt allein in den Alpen über zwanzig verschiedene Arten. Je höher Augentrost am Berg wächst, umso größer sind seine Blüten.

Der beste Augentrost für Heilzwecke ist in den Hochalpen zu finden. Die Pflanze wächst gerne auf Hochwiesen, entlang von Feldwegen und lichten Wäldern. Sie ist ein sogenannter »Halbschmarotzer«. Da sie erst spät im Jahr blüht, hat sie kaum Zeit, genug Nährstoffe einzulagern. Deshalb benötigt der Augentrost am Anfang die Hilfe anderer Pflanzen. Er versenkt seine Saugwurzeln gerne in die Wurzeln von Gräsern und holt sich hier Starthilfe. Später kommt er ohne die Wirtspflanzen aus. Volksnamen sind *Augendank, Augentrostleuchte, Augustinuskraut, Gewitterblümli* und *Donnerkraut.*

Altes Pflanzenwissen: Die Pflanze der Hellsichtigkeit

In der Pflanzenmagie nutzten unsere Ahnen das Kraut, um ihre Hellsichtigkeit zu stärken und Visionen zu erlangen. Dafür rauchten die Kräuterkundigen das Kraut. Mit dem Rauch trat der Geist des Augenstrosts in den Heiler ein. Dann reisten beide in die Anderswelt, um hier Botschaften zur Heilung der Kranken zu erhalten.

Pflanzenheilkunde der Alpen

»Kinder lost, Kinder lost, der Franz bringt euch den Augentrost«, so sang mit hoher Stimme der Kräuter-Franz, wenn er in die Bergdörfer kam.* In der Alpenmedizin war Augentrost das Mittel der Wahl bei Augenproblemen. Bei allen Augenkrankheiten, wie müden, überanstrengten Augen, Sehstörungen oder grauem Star, behalf man sich mit frischen Abkochungen, die man dann als Kompressen auf die Augen legte. Das Heilkraut wurde so geschätzt, dass man es nach dem Heiligen Augustinus, dem Schutzpatron für gute Augen und Brillenmacher, als *Augustinuskraut* bezeichnete.

* Köstler 1981, S. 31f.

Ein einfaches Rezept des berühmten Kräuterpfarrers Johann Künzle geht so: *»Das Kräutlein sollte täglich frisch abgebrüht werden; man lässt es etwa eine halbe Stunde ziehen. Die Anwendung von Augentrost kann innerhalb kurzer Zeit Erleichterung bringen.«** Pharmakologisch wichtige Inhaltsstoffe des Augentrosts sind das Glycosid Aucubin sowie verschiedene Phenocarbonsäuren, die alle antibakteriell wirken.

Achtung

An die Augen darf man nur sterile Flüssigkeiten lassen. Man kann fertige Augentrost-Produkte im Handel kaufen. Einige Firmen bieten *Euphrasia-Augentropfen* als praktische Einzelampullen an, die bei trockenen und müden Augen hilfreich sind.

Altes Wissen der Alpen: Der Augentrost ist auch ein Magentrost

Man solle das Pflänzchen besser als »Magentrost« bezeichnen, sagte Sebastian Kneipp, denn es habe eine große Heilwirkung als Bitterstoff bei allen Magen-Darmproblemen. Somit ist Augentrost ein Heiler für beides, da beide Körperfunktionen zusammenhängen, wie wir aus der chinesischen Akupunkturlehre wissen.

Seelische Wirkung der Blütenessenz

Die Blütenessenz schenkt den Mut, um genauer hinzuschauen. Sie hilft bei Schwindelgefühlen, die seelische Ursachen haben. Sie lässt dich eine klare Sicht auf Realitäten einnehmen. Sie begleitet dich dabei, blinde Flecke zu heilen. Hinter den sogenannten »Blinden Flecken« versteckt sich positive, aber gebundene Energie. Deine Lust, schöpferisch tätig zu werden, kann befreit

* Mehr zum Augentrost siehe Künzle 2008, S. 83.

werden. Wer die Essenz Augentrost längere Zeit einnimmt, wird feststellen, dass seine Verspieltheit und die Lebensfreude wieder erwachen.

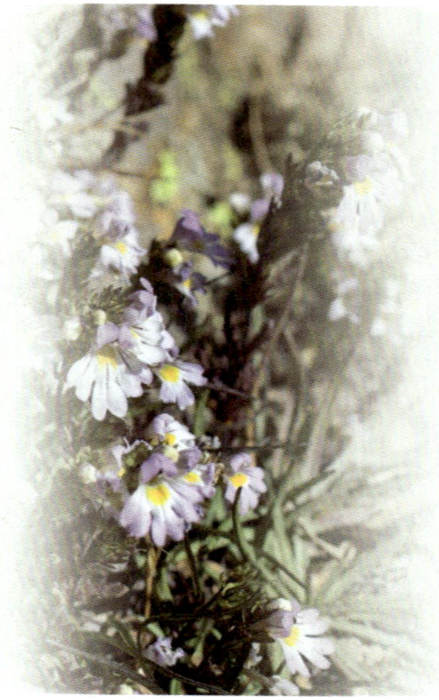

Übung: Neue Kraft für die Augen – Augen palmieren

Gib je einen Tropfen Augentrost der Blütenessenz oder der Tinktur auf beide Handflächen und verreibe sie. Schau dann deine Handflächen an. Forme hohle Handflächen, so als ob du Wasser schöpfst. Lege die hohlen Handflächen über deine Augen und atme die Energie deiner Handflächen ein. Stelle dir vor, dass mit dem Ausatmen, die Heilenergie in deine müden Augen strömt und Verhärtungen der Augenmuskeln löst und weich werden lässt. Mache die Übung so lange, bis sich körperliche Ruhe einstellt.

Brauchtum

In einigen Regionen heißt der Augentrost auch *Donnerkraut*, *Blitzkräutl* oder *Gewitterblüml.* Früher glaubte man, die Macht des kleinen Krautes sei so groß, dass es das Haus vor Blitzeinschlägen bewahren könne. Aus diesem Grund hängte man kleine Sträuße im Haus auf.

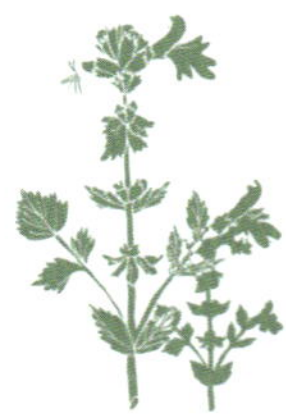

Die Botschaft des weisen Sehers:

»Lasse dich von der Schönheit der Natur berühren.«

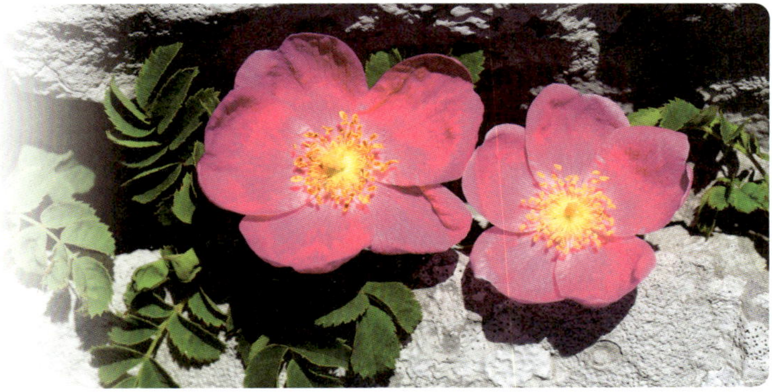

Die Bergrose ~ Arbeite in Liebe!

Heilendes Pflanzenwissen für unsere Zeit

Die Kraft der Bergrose bringt müde Helden wieder auf die Beine. Diese Pflanze schenkt neue Lebenslust, Kreativität und Enthusiasmus. Dort, wo unser innerer Held den Mut zu kämpfen verloren hat, kitzelt diese Heilpflanze neue Abenteuerlust und Bewegungsfreude wach. Sie schenkt das Wissen, dass es lohnt, für seine Träume zu kämpfen und seine Aufgaben zu lieben.

Bergrose ~ *Rosa pendulina*

Sie ist in allen Gebirgsregionen Mittel- und Südeuropas zu Hause. Bis an die Baumgrenze wächst diese Rose. Auffällig ist der frühe Beginn der Blütezeit im Mai. Bergrosen können bis zu zwei Meter hoch werden. Sie duften nur zart und haben fast keine Stacheln. Dagegen können ihre Hagebutten kleine Stacheln besitzen. Volksnamen der Bergrose sind *Alpen-Heckenrose*, *Erzkitzel*, *Gebirgsrose* und *Mairose*.

Mythen

Im Alpenraum heißt die Hagebutte auch *Erzkitzel*, was man mit »Erze kitzeln«, also Metalle kitzeln, übersetzen kann. Früher suchten die Wünschelrutengänger Metallvorkommen wie Gold-, Silber- und Kupferadern mit Ruten aus Bergrosenholz.

Pflanzenheilkunde der Alpen

Die Hagebutten erfreuen sich in der Volksmedizin neuer Beliebtheit, denn ihre Früchte sind reich an Vitamin C und Spurenelementen. Sie enthalten außerdem Mineralstoffe, Gerbstoffe und Fruchtsäuren. In den Kernen findet sich der Aromastoff Vanillin, weshalb viele Rezepte die Kerne mitverwenden. Der hohe Gehalt an Vitamin C fördert die Abwehrkräfte des Körpers und schützt so gegen das Auftreten von Erkältungen. Außerdem wirkt die Hagebutte knorpelschützend, sie kann Gelenkbeschwerden lindern und allgemein die Beweglichkeit verbessern.

Rezept: Doris' Rosenfreude-Tee

Ein Tee, der gut für die Nerven ist und zugleich dem Herz Wärme und Heilung schenken kann:

Man nehme je zwei Gramm Rosen-, Himbeer-, Brombeerblätter und Melisse. Den Tee fünf Minuten ziehen lassen und mit Sommerhonig süßen.

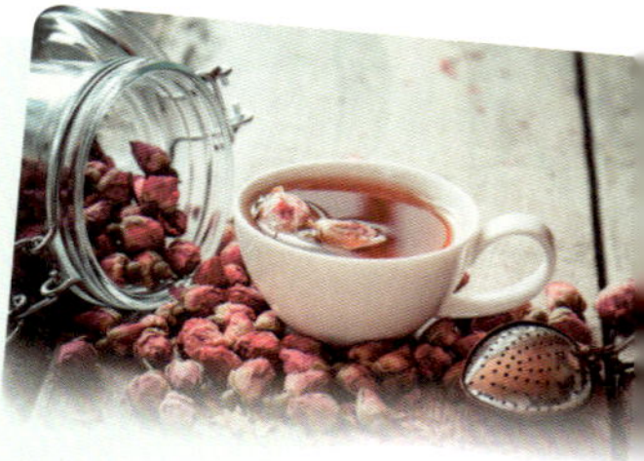

Ernte und Zubereitung der Hagebutten

Trocknen für Tee: Die Hagebutten werden mit einem scharfen Messer der Länge nach aufgeschnitten und die Kerne samt Haaren entfernt. Man trocknet sie mit einem Dörrgerät oder im Backofen vier Stunden bei 60 Grad. So können sie in verschlossenen Behältern gut ein halbes Jahr haltbar bleiben. Für Mus, Marmelade oder Likör braucht man Geduld. Nach den Nachtfrösten im Oktober und November werden sie weicher und süß. Es reicht leider nicht, sie in die Tiefkühltruhe zu legen. Die frisch gepflückten Früchte werden nach dem Reinigen in lauwarmes Wasser gelegt und über Nacht stehen gelassen. Am nächsten Morgen kann man sie dann als Mus einkochen.

Altes Pflanzenwissen: Rosen heilen Herz und Seele

Diese Pflanze wird seit der Antike für viele seelische Krankheiten als Heilmittel verwendet. Man kann sie als Rosen-Öl, als Hydrolat, als getrocknete Blütenblätter oder auch als Duftrose im Alltag anwenden. Bei Verlusten durch Trauer, nach Unfällen oder nach Operationen und depressiven Phasen ist der Rosenduft ein guter Begleiter.

Die spätgermanische Sage »Dietrich von Bern« erzählt, dass der durch Kämpfe verwundete und zu Tode erschöpfte Dietrich in einem Rosengarten durch den Duft der Pflanzen gesund wurde. So gestärkt, konnte der Ritter zurückkehren, um neue Kämpfe siegreich zu bestreiten.

Seelische Wirkung der Blütenessenz

Zurück ins Leben! Diese Bachblüten-Essenz führt dich in die Mitte deiner Lebensfreude und erinnert dich: Freude ist der Stoff, aus dem das Leben gemacht ist. Die Rose weckt die Seele aus einem Schlaf der Unbewusstheit, Resignation und Teilnahmslosigkeit. Frage dich: *»In welchen zwischenmenschlichen Bereichen habe ich die Freude verloren oder bin gleichgültig geworden? Wo habe ich Hoffnung verloren?«* Das können seelische Inselbereiche sein, die nach schweren Krisen und Verlusten entstanden sind und die du vielleicht verdrängt hast. Du hast dich möglicherweise zu schnell mit dem Ausgang einer negativen Situation abgefunden. In diesem Fall zieht man keine ätherische Energie mehr an, um seine positiven Ziele verwirklichen zu können. Die wilde Bergrose löst diese blockierenden Muster auf, öffnet sanft das Herz für neue Beziehungen und Lebensfreude.

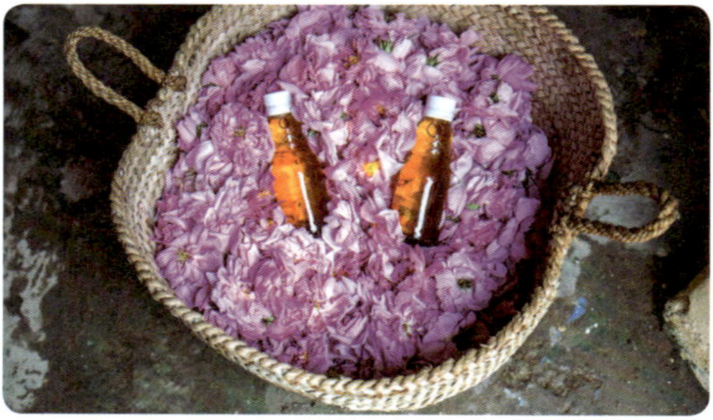

Anwendung: Die Blütenessenz *Wild Rose* sollte über einen längeren Zeitraum (über zehn Wochen) eingenommen werden, weil die Ursachen oft in der frühesten Kindheit liegen. Dosierung: Drei Tropfen auf ein halbes Glas Wasser geben und über den Tag verteilt trinken, oder abends vor dem Schlafengehen einen Tropfen unter die Zuge geben. Neben der *Bergrose* bietet der Handel auch die *Wilde Heckenrose* als Spray und Tropfen an. Alle Rosenessenzen haben ähnliche Wirkungen.

Die Botschaft

Der Rosenritter der Alpen schenkt dir sein Wissen:
»Lasse all dein Tun von Liebe durchströmt sein.«

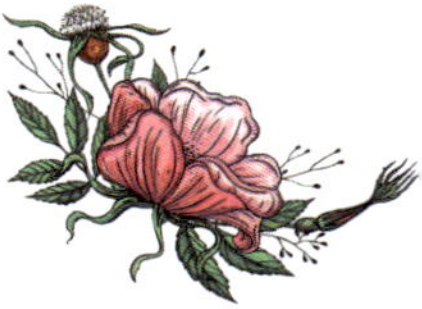

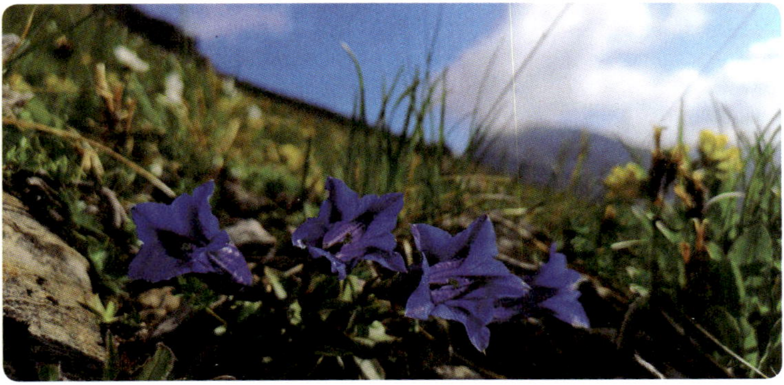

Der blaue Enzian
~ Der Tanz deiner Kreativität

»Der Himmel scheint in deinen Kelch versunken.«
Hermann Hesse (1877-1962)

Heilendes Pflanzenwissen für unsere Zeit

Der blaue Enzian entfaltet seine herausragende Wirkung im seelischen Bereich. Nach Erschütterungen und großen Lebenskrisen schenkt er Hoffnung und Zuversicht. Gefühle der Schwäche, des Verlustes und der Schutzlosigkeit wandelt er in Optimismus. Er hat eine erdende und beruhigende Wirkung. Empfindsame Menschen hüllt der blaue Glockenstern in seinen blauen Schutzmantel. Liebevoll erinnert er dich: *»Du bist ein Sternenkind. Du bist ein Schöpfer und kein Opfer.«*

Inspiration:
Die außergewöhnlich schöne blaue Farbe des Enzians stärkt die Seele und den Geist. ***»Das tiefe Blau berührt heilend durch die Augen unseren ganzen Körper«***, wie Rudolf Steiner es beschrieb. Atme das Blau der Blume in dein Herz und deinen Brustraum, wenn du bei einer Wanderung auf eine heitere Gruppe von Enzianen triffst. Du kannst auch Fotos machen und sie später bei dir am Arbeitsplatz aufhängen. Blau stärkt wie keine andere Farbe unsere Kreativität.

Blauer Enzian ~ *Gentiana acaulis*

Die wunderschönen blauen Blüten öffnen sich nur, wenn die Sonne scheint. Wenn Wolken aufziehen und in der Nacht schließen sie ihre Blütenkelche. Die Blütenglocken wachsen leicht zur Seite geneigt, damit die Regentropfen gut ablaufen können. Die blaue Farbe seiner Blüten ist ein effektiver UV-Schutz und wirkt unwiderstehlich anziehend auf Insekten. Gerne mag der Enzian feuchte Böden. Trockenphasen übersteht er mithilfe seines ausgeklügelten Wasserversorgungssystems: Seine eingekerbten Laubblätter sammeln den nächtlichen Tau und leiten ihn zur Mitte der Pflanzenrosette. Starke Zugwurzeln halten die Blume am Hang im Geröll fest. Der Enzian ist ein Überlebenskünstler: Seine Laubblätter überwintern grün unter den Schneemassen. Es gibt über 400 Enzianarten weltweit. Der Volksmund kennt viele Namen für diese Blume: *Glockenenzian, Bittersüß, Blauer Fingerhut* und *Almgloggn.*

Pflanzenheilkunde der Alpen

Heute wird der Blaue Enzian nicht mehr in der Volksheilkunde verwendet. Früher trank man Tee aus den Blüten, um die Lebenskräfte wieder anzuregen. Die Wirkung des blauen Enzians ist appetitanregend. Ähnlich seinem größeren Bruder, dem gelben Enzian, wirken seine Pflanzenstoffe als eine gute Verdauungshilfe. Tee aus seinen Blüten ist fiebersenkend. Der Handel bietet verschiedene Enzianprodukte an, so Mazerate und Urtinkturen.

Achtung
Die Einnahme ist in der Schwangerschaft kontraindiziert.

Seelische Wirkung der Blütenessenz

Enzian ist eine Himmelsbrücke, die dich mit deinem höheren Selbst und seiner Weisheit verbindet. Der Enzian ist ein Wandler. Er begleitet ideal den Start in neue kreative Lebensphasen. Er hilft, sich den eigenen Dämonen zu stellen und sie aus den Weg zu räumen. Enzian hilft, ungesunde Gewohnheiten wie Selbstkritik, Zweifel und Zynismus nicht mehr ernst zu nehmen. Die Essenz über neun Wochen regelmäßig einnehmen.

Mariensegen und Brauchtum

Der blaue Enzian ist im Alpenraum die Pflanze der Schutzmantel-Madonna. »Marienblau«, so nennt man seine Farbe auch. Man glaubte, dass dort, wo man ihn fände, die Jungfrau Maria segensreich wirke. Unsere Urahnen, die Kelten, nutzten den blauen Enzian als magische Pflanze, um geheimes Wissen aus den Traumwelten zu erlangen. Man ging mit einer Blüte auf Visionssuche, wenn der Vollmond den Sommerbeginn anzeigte.

Die Botschaft des Alpenprinzen:

»Vertraue deiner Schöpferkraft. Alles geht gut aus!«

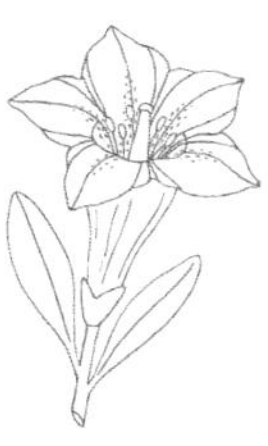

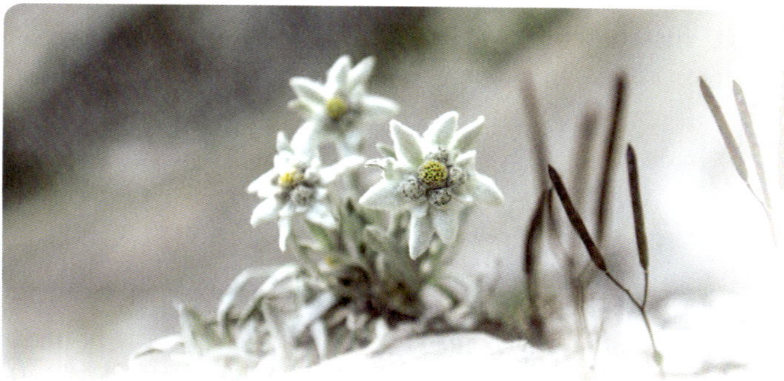

Das Edelweiß ~ Liebe

Heilendes Pflanzenwissen für unsere Zeit

Edelweiß-Kraft bringt das Licht der Liebe in dein Leben. Sein schützendes, warmes Pelzchen möchte dich in äußerlich klirrend kalten Zeiten wärmen. Die Gipfelpflanze schenkt allen, die sich von ihr berühren lassen, ein Stück Einsicht in die Geheimnisse des Lebens. Sie knüpft ein festes Band zu deinem höheren Selbst. Auf diese Weise kannst du dich an deine eigentliche Lebensaufgabe erinnern und fest das Ziel im Fokus halten. Richte dein Streben mit Liebe auf das Licht deiner Seele.

Zum Edelweiß ~ *Leontopodium nivale*

Die berühmteste Alpenblume wächst auf einer Höhe von 1500 bis 3000 Metern. Wie keine andere Pflanze verkörpert sie die Alpenwelt. Sie wächst gerne auf kalkhaltigen, felsigen Matten und hochalpinen Wiesen. Über vierzig Arten von Edelweiß gibt es weltweit, deren Ursprung im tibetischen Hochland liegt. Unser Edelweiß wanderte nach der letzten Eiszeit aus Asien in die Alpen.

Edelweiße blühen zwischen Mai und September. Ihre Blüten bestehen aus fünf bis zwölf wolligen äußeren Scheinblütenblättern, die Insekten anlocken, um die gelben Blütenkörbchen in der Mitte zu befruchten. Aufgrund ihrer runden Kugelblüten heißt die Pflanze auch *Löwentrapp* und *Löwenfüßchen*. Andere Namen sind *Silberstern*, *Almsterndl*, *Bauchwehblüml*, *Wullblume*, *Irlweiß* (Tirol) und *Stella alpina* (Italien). Das Geheimnis der Blütensterne ist die feine Behaarung. Je höher die Blume wächst, umso dichter ist ihr Pelzchen und umso weißer sind die Härchen. Es sind diese strahlend weißen Härchen, die das Licht reflektieren und so optimal die Pflanze vor der schädlichen ultravioletten Strahlung schützen. Weiter unten im Tal entwickeln Edelweiße eher grüne Blütenblätter.

Pflanzenheilkunde der Alpen

Die Volksheilkunde nutzte das Edelweiß bei Vergiftungen, Darmbeschwerden, Bauchweh aller Art, Erbrechen und gegen Schlangenbisse. Dafür kochte man die Blüten in Milch. In Tirol trank man Edelweißtee gegen Tuberkulose, denn die enthaltenen Gerbstoffe wirken reizmildernd auf die Schleimhäute. Das Edelweiß besitzt zudem eine starke antibakterielle, entzündungshemmende Wirkung. Die Pflanzenstoffe, die in Blättern, Stengeln und Blüten vorhanden sind, wurden jüngst von der Schulmedizin entdeckt. Neue Studien zu Lungenentzündungen und den berüchtigten Krankenhauskeimen bestätigen die traditionelle Nutzung.*

Vom Liebespfand und heiligen Symbol der Liebe

Die weiße Blüte verblüht nie – getrocknet hält sie sich wunderbar. Sie wurde deshalb zum Symbol der unsterblichen Liebe

---

* Zur Studie siehe: Stuppner, H.: *Drugs form Nature Targeting Inflammation*. Einzelprojekte P14389, Leontopodium alpium und verwandte Taxa. Institut für Pharmakognosie/Universität Innsbruck, 2000.

und Treue. Eine Verlobung wurde früher im Schweizer Kanton Glarus mit einem Edelweiß besiegelt. Das Edelweiß wurde im Zuge der aufkommenden Alpinistik und der Alpenromantik berühmt. Durch die vielen Heimatromane, die seit 1850 erschienen, in denen der junge Bursche vom hohen Gipfel die seltene Blume für seine Liebste pflücken musste, wurde die wollige Blüte das beliebteste Souvenir der Sommerfrischler. Starke Raubpflückungen hatten schon um 1880 den Bestand so dezimiert, dass »Ausgraben und Pflücken« verboten wurde. Daran hielt man sich allerdings nicht. Noch im Jahr 1911 berichtete der Schriftsteller Anton Friedrich: *»Gerade … sind aus der Schweiz selbst fünf, aus Österreich vier Abstürze gemeldet. Allein an diesem Wochenende bezahlen neun Sonntagsalpinisten für einige Edelweiße mit dem Leben.«*

Kosmetik für einen makellosen Teint

Cremes mit Edelweißextrakten schützen die Haut effektiv. Die vielen Antioxidantien, mit denen sich die Pflanze im rauen Alpenklima behauptet, sind heilsamer Schutz und Schönheitsmittel für unsere Haut. Sie sollen bei Neigung zu Besenreiser und Couperose helfen. Vor allem in Asien sind diese Cremes heiß begehrt. Teilweise wird eine neue Züchtung verwendet, die einen ertragsstarken Anbau in Höhenlagen erlaubt.

Seelische Wirkung der Blütenessenz

Die feinstofflichen Kräfte des Edelweiß bringen Klarheit und Ausrichtung. Seine lichten Kräfte verbinden dich mit den Wünschen deiner Seele. Du fühlst dich zufriedener und gelassener. In schweren Zeiten gelingt es leichter, kreative Lösungen finden. Dein liebendes Herz wird für andere ein Quell der Hoffnung – auch wenn Schicksalsschläge und schlimme Nachrichten zu verdauen sind. Die Schwingungsenergie des Edelweiß ist auch ein wirksamer Schutzschild für alle Menschen, die in einem schwierigen sozialen Umfeld oder in einer Mobbing-Situation arbeiten müssen. Es aktiviert die Herzresonanz, und dein Umfeld wird freundlicher und entspannter. Der Kräuter-Alchemist des 16. Jahrhunderts, Castore Durante, schrieb, dass das Edelweiß bei den Mitmenschen Wohlwollen und Dankbarkeit bewirke. Die Essenz darf über einen längeren Zeitraum (neun Wochen) regelmäßig begleitend eingenommen werden.

Aufgepasst

Heiler des Herzens

Wenn du große Trauer oder Herzenskummer hast, gib einen Tropfen der Essenz auf dein Herz. Diese Heilpflanze kann sanft mit ihrer großen gespeicherten Sonnenwärme Herzspannungen ausgleichen, die seelisch verursacht sind.

Brauchtum

Das Edelweiß wurde zur Symbolpflanze für das Land Österreich. Als alte magische Zauberpflanze ist sie weit mehr als eine Liebespflanze: Sie soll dem Träger Schutz, Unversehrtheit und Mut schenken. In beiden Weltkriegen hatten viele Soldaten der Alpenregion Amulette mit eingesegnetem Edelweiß dabei. Der symbolträchtige Blütenstern findet sich auf dem Brandzeichen der Haflingerpferde und bildet das Logo des Alpenvereins.

Die Botschaft der Königin der Alpen:

»Ich bin Liebe.«

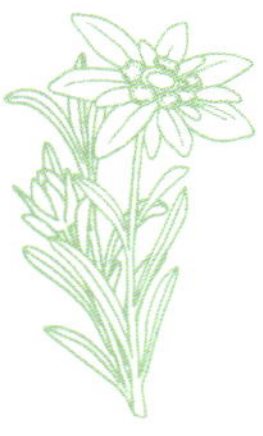

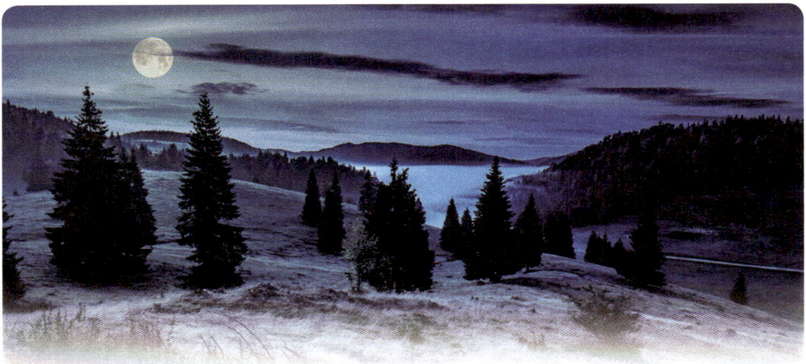

Die Gebirgsfichte ~ Die große Freiheit

Heilendes Pflanzenwissen für unsere Zeit

Fichtenkräfte stärken deinen inneren Freiheitskämpfer. Sie aktivieren deinen Willen zur bewussten Wahl. Eine Wahl zu haben, ist das mächtigste Werkzeug, dass wir besitzen. Mag äußerlich alles unfrei erscheinen, dann erinnere dich: Du bist innerlich frei. Wähle, die Fülle der Schöpfung als dein Naturrecht zu nutzen. Mache dich frei von den Plänen deines Umfeldes. Nimm dir die Freiheit, nicht mehr über andere Menschen zu urteilen. Wähle, dich nicht mehr mit anderen zu vergleichen. Wähle, jeden Tag kleine Momente der Lebensfreude bewusst zu erleben.

Zur Gebirgsfichte ~ *Picea abies*

Fichten sind Pioniere und können überall leicht wachsen. Seit über 300 Millionen Jahren leben Fichten auf unserer Erde und gehören damit zu den erfolgreichsten Lebensformen. Der älteste Baum der Welt, *Old Tjokko,* ist eine schwedische Fichte, die unglaubliche 9550 Jahre alt ist. Freistehende Gebirgsfichten können zu majestätischen, kegelförmigen Bäumen heranwachsen und bis zu sechzig Meter hoch werden. Man nennt diese stattlichen Persönlichkeiten auch »Wettertannen«, deren dichtes Astwerk und weit herunterreichende Äste Tier und Menschen seit Jahrtausenden Schutz schenken. Die Nadeln sind pieksig, kurz und hart – ein Vorteil, denn die jungen Fichten werden ungern von äsendem Wild und Almtieren angeknabbert. Auf diese Weise überleben die Fichten leichter als andere Nadelbäume.

Die Fichte hat viele Namen: Ihr botanischer Name *Picea* leitet sich von *Pix* und *Picis* ab, was »Harz« oder »Pech« bedeutet. Früher hieß der harzreiche Baum oft »Pechbaum«, da aus ihm Pech gewonnen wurde und man auch Kienspäne als Kerzenersatz gewann.

Pflanzenheilkunde der Alpen

Im Alpenraum wird vor allem das Fichtenharz verwendet. Das Harz wurde früher mit Schweineschmalz zu einer Salbe angerührt, die bei Entzündungen oder wenn man sich mit Splittern verletzt hatte aufgetragen wurde. Das ätherische Öl der Fichten galt lange Zeit als minderwertig. Nach Corona-Zeiten erfährt es ein Revival, da es ein wirksamer Heiler bei Lungenleiden ist und bei Erschöpfung kraftaufbauend wirkt. Das Fichtennadel-Öl hat antibakterielle und antivirale Eigenschaften. Es wirkt außerdem schleimlösend und durchblutungsfördernd. Das ätherische Öl wird bei Erkältungen, Fieber, Husten und anderen Beschwerden der Atemwege, etwa bei Reizhusten, verwendet. Ätherisches Fichtennadel-Öl findet außerdem als Badezusatz, als Sauna-Öl aber auch als Inhalations-Öl Verwendung. In Massage-Ölen können Fichtennadel-Öle Beschwerden von Muskelschmerzen lindern.

Seelische Wirkung des ätherischen Öls

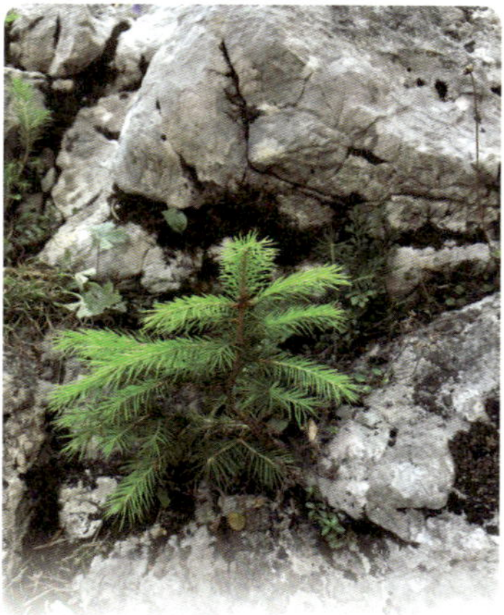

Fichtennadel-Öl klärt den Kopf und das Herz und schenkt die notwendige Ruhe, um wieder ins besonnene Denken und Handeln zu kommen. Unruhige Kinder, die Schulangst haben, erholen sich schnell mit diesem Duft. Das ätherische Gebirgsfichtennadel-Öl kann aber noch viel mehr. Es kann alte emotionale Schockmuster auflösen, die zu einer Verhärtung in der Aura führten. Auch bei plötzlichen Todesfällen, vor allem, wenn Kinder gestorben sind und dieser emotionale Schock lange sehr präsent ist, kann dieses Öl ein wichtiger Tröster und Heiler werden. Beim Kauf des ätherischen Öles bitte darauf achten, dass es sich um die hochwertige Gebirgsfichte und nicht um Fichten-Öl aus Plantagenanbau handelt.

Inspiration:

Nimm einen Zweig einer Fichte und wedele damit die Aura in sanften Schlangenlinien aus. Du kannst den Ast auch kreisförmig rotieren lassen. Dabei tief und gleichmäßig atmen. Diese Reinigungsform stammt von den keltischen Druiden. Sie wählten, je nach Leid des Menschen, einen Zweig von unterschiedlichen Bäumen.

Rezept: **Doris' Waldoxymel – Kraftvoll durch den Winter**

Das leckere Oxymel schmeckt perfekt über den Salat, anstelle einer Soße. Das Fichten-Oxymel kräftigt und stärkt uns. Es kann im Winterhalbjahr in Erkältungszeiten vorbeugend oder bei Erkältungen zusätzlich eingenommen werden. Ein Esslöffel zweimal täglich zu den Mahlzeiten über drei Wochen einnehmen. Das Fichten-Oxymel wirkt keimtötend, antibakteriell, antioxidativ, entzündungshemmend und atemwegsbefreiend. Es enthält neben den ätherischen Ölen auch gesunde Bitterstoffe, Mineralstoffe und Spurenelemente. Dazu können Zweige und Nadeln der Fichte verwendet werden. Man benötigt zwei bis drei kleine, noch junge Zweige, die man von der Spitze der Äste pflückt.

Zutaten: 2-3 kleine Zweige von der Fichte, etwa 20 cm lang
300 g Honig
100 g Apfelessig
Eine Prise Meersalz

Den Honig und den Apfelessig in einer Schüssel mit einem Rührbesen gut vermischen und das Salz hinzugeben.

Die Zweige mit einem Messer, einem Wiegemesser oder einer Küchenmaschine möglichst klein schneiden. Es kann der ganze Zweig verwendet werden. Die klein geschnittenen Äste in ein verschließbares Glas füllen und mit dem Honig-Essig-Gemisch übergießen. Das Glas an einem hellen, aber nicht vollsonnigen Platz vierzehn Tage stehen lassen. Anschließend abseihen und in Flaschen füllen. Kühl und dunkel gelagert hält der Oxymel fast ein Jahr.

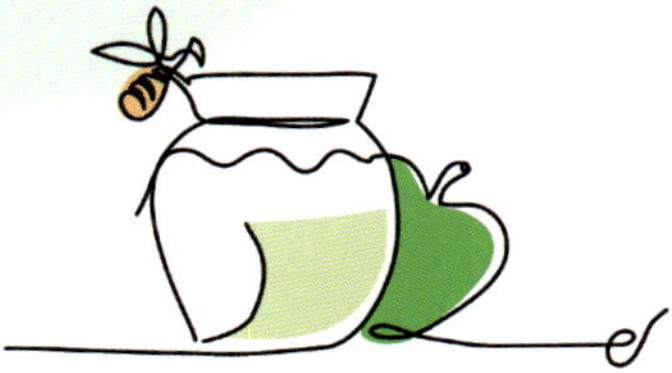

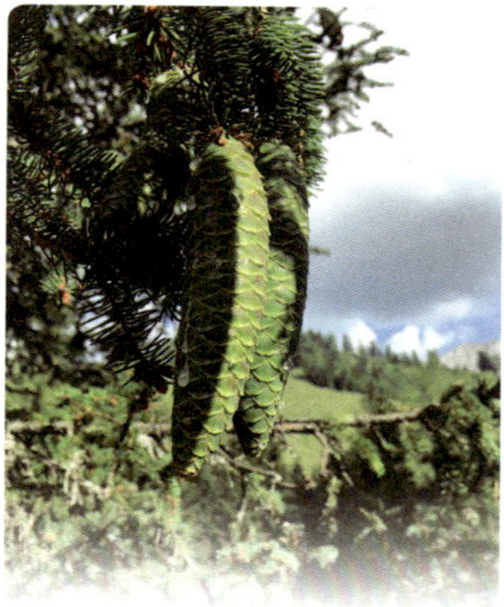

Brauchtum

Früher pilgerten Gichtkranke am »Josefitag«, dem 19. März, zu einer großen Wetterfichte. Sie wollten ihre Gicht und andere Krankheiten bei diesem Baum mit den stechenden Nadeln abgeben. Dafür musste man bei Sonnenaufgang ein Band mit Knoten um den Stamm binden und dazu folgendes Verslein aufsagen:

»Fichte, liebe Fichtin,
Ich bring hier meine Gicht hin.
Der erste Vogel, der über dich fliegt,
Mache du, dass er sie kriegt!«

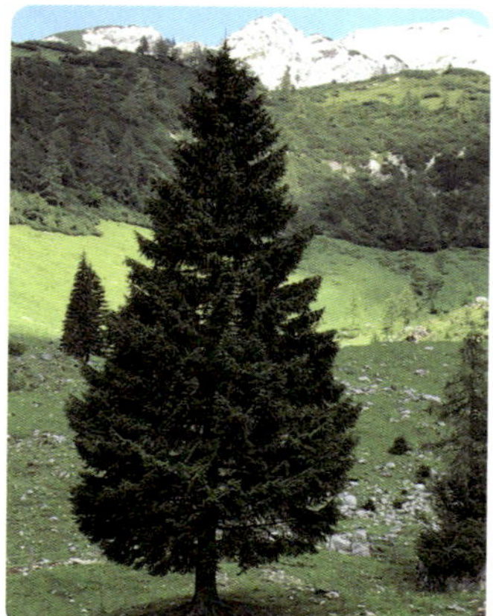

Die Botschaft

Die edle Fichte spricht:

*»Nimm dir die Freiheit,
deine wahre Größe zu leben.«*

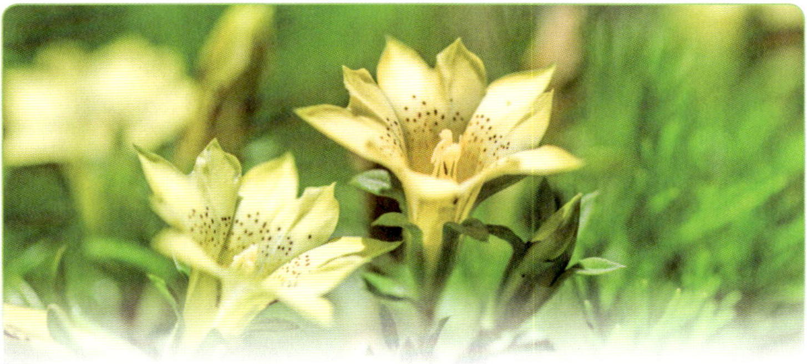

Der gelbe Enzian ~ Die Weisheit des Herzens

Heilendes Pflanzenwissen für unsere Zeit

Es heißt zurecht: »Was bitter dem Mund, macht das Herz gesund!« Das Pflanzenwesen des Enzians führt dich durch die Bitternis deiner aktuellen Situation hindurch. Dort, wo die Heilpflanze dich berührt, wird dein Körper von innen hell. Die Lebensfreude kommt zurück. Enziankraft lässt dich die größeren Zusammenhänge des Lebens erkennen. Du lernst, große Herausforderungen zu meistern und ein Scheitern als Lernchance zu begreifen.

Zum Gelben Enzian ~ *Gentiana lutea*

Der Gelbe Enzian wächst bis auf Höhen von 1800 Metern auf Wiesen und Waldlichtungen. Er liebt kalkhaltige, lockere Böden, in denen er seine großen Wurzeln entwickeln kann. Er gehört zu den prächtigsten Alpenblumen und kann anderthalb Meter hoch werden. Er bildet bis zu acht Zentimeter dicke und gut einen Meter lange Wurzeln aus. 180 Arten umfasst die Gattung des Enzians. Der Gattungsname *Gentiana* geht auf den heilkundigen illyrischen König Gentius zurück. Als sein Reich in Kleinasien von der Pest bedroht wurde, erschien der Götterbote Hermes. Er zeigte dem König den Enzian und sagte: *»Mit dieser Wurzel wirst du die Pest besiegen.«* König Gentius gelang es, den Pestausbruch erfolgreich zu bekämpfen.* Der Volksmund nennt den Enzian auch *Bergfieberwurzel, Bitterwurz, Magenwurz, Madelger* und *Kuhschelm*.

Aufgepasst

Die Pflanze steht unter Naturschutz!

Pflanzenheilkunde der Alpen

»Der König aller Bitterstoffe« wird gerne als wirkungsvolle Tinktur eingenommen. Das bewährte Stärkungsmittel hilft Menschen mit Appetitlosigkeit. Enzian-Schnaps war auch als desinfizierendes Mittel für die Wundheilung seit Jahrhunderten im Gebrauch. Enzian stimuliert außerdem das Immunsystem. Gerne nutzte man Enzian als fiebersenkendes Mittel, daher auch sein Name »Bergfieberwurzel«. Die Heilpflanze diente früher als herzstärkendes Mittel. Enzian galt als Mittel der Wahl bei Malaria, bis man ihn durch die Chinarinde ersetzte.**

Ein Tausendsassa: Der Enzian-Schnaps

»Himmelstropferl«, so nennt man einen besonders feinen Enzian in Österreich. Er ist eine Kostbarkeit. Die Ernte ist mühsam. Alle fünf bis sieben Jahre darf man die Wurzeln ausgraben. Ein Stück der Wurzel muss dabei im Erdreich zurückbleiben, damit sie neu treiben kann. Das Brennrecht für Enzian ist streng gere-

* Siehe Krober, L.: *Alpenpflanzen in der Volksheilkunde.«* Jahresschrift des Vereins zum Schutz der Bergwelt e.V. 1930

** Siehe hierzu: Madaus 1938

gelt und wird in den Familien weitervererbt. Die Wurzeln des Enzians enthalten Stärke und Zucker. Sie werden gewaschen, zerhackt und im Fass gegärt. Aus diesem Sud wird dann der Enzian-Schnaps destilliert. Er war früher ein Allheilmittel für alle Wehwehchen. Er wurde bei Vergiftungen, Durchfall, Milz- und Leberleiden angewendet.

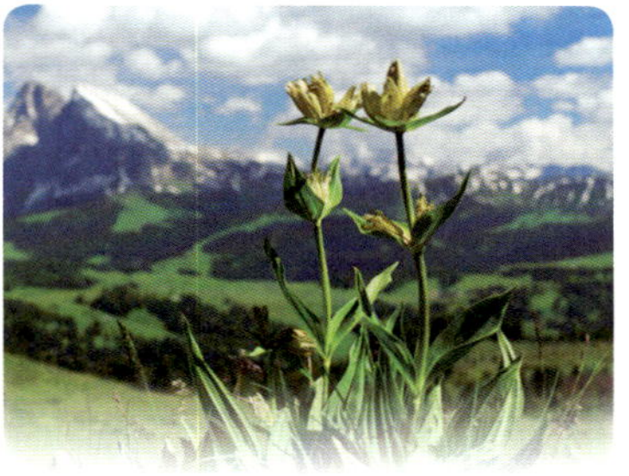

Tierisches vom Enzian: Enzian macht Kühe und Pferde glücklich

Auf den Almen nutzte man die Enzianblätter, um die Kühe und Pferde damit regelmäßig kräftig abzureiben. Diese Gesundheitsvorsorge diente dazu, dass die Insekten sie in Ruhe ließen. Man glaubte, dass die Kühe so mehr Milch geben würden, daher ist ein Name für den Enzian auch *Kuhschelm*.

Seelische Wirkung der Blütenessenz

»Wannst an Liebeskummer hast, kann nur der Madelger helfen«, wusste so manches Kräuterweibl und gab jungen Leuten ein Stück Wurzel, das in Weißwein gekocht wurde. Heute hilft die Bachblütenessenz *Gentian*. Sie macht Mut bei Rückschlägen, Mangel an Selbstvertrauen und unterstützt, wieder Glaube und Gottvertrauen zu finden. Enzian bringt die innere Fröhlichkeit und Heiterkeit zurück.

Gut zu wissen: Wiesenpflaster

Die blutstillenden Eigenschaften sind seit Urzeiten bekannt. Als »Wiesenpflaster« kann man Enzianblätter zerreiben und als erste Hilfe auf Wunden legen. Die Wundheilungseigenschaften der über der Erde wachsenden Pflanzenteile, wie Stengel, Blätter und Blüten, wurden in einer wissenschaftlichen Studie einer Universität in Georgien untersucht. Die Pflanzenstoffe erwiesen sich als so herausragend, dass man dem Enzian in der Wundbehandlung eine große Zukunft zuspricht.*

Brauchtum

Der gelbe Enzian war immer eine Pflanze für Liebeszauber aller Art. Das Wurzelgebräu war ein begehrtes Aphrodisiakum.

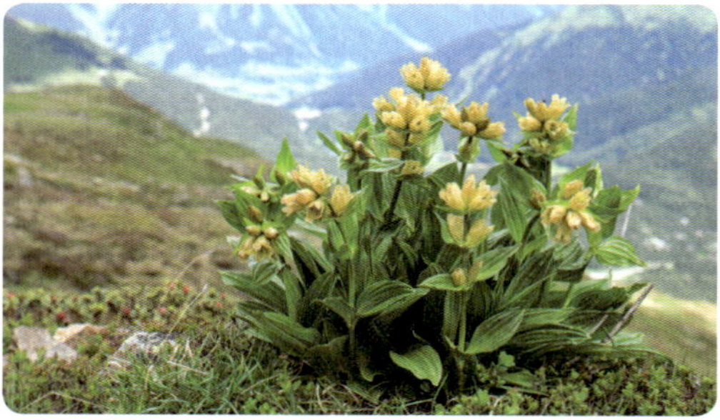

Wurzelstückchen um den Hals als Amulett getragen, sollten eine unwiderstehliche Wirkung auf das andere Geschlecht haben. Das funktionierte nur, wenn die Wurzeln auf die richtige Art und am richtigen Tag gestochen wurden – an Johanni. Dabei murmelte man ein Gebet. Einer dieser Wurzelgräbersprüche, der den »König der Wurzeln« ehrt, ist mündlich überliefert: *»Madelger, allen Wurzeln zur Ehr!«*

Die Botschaft des Herzkönigs:

»Lebe den Traum deines Herzens.«

* Zur Studie siehe: Bakurizde, A.D /Nikolaev, S.V./Tsagarenshvili, N.T./Kurdiani, N.G./Mikaia, G.A.: *»Influence of Gentiana lutea L. extract on blood coagulation.«* Georgian Med News 172/173, 2009

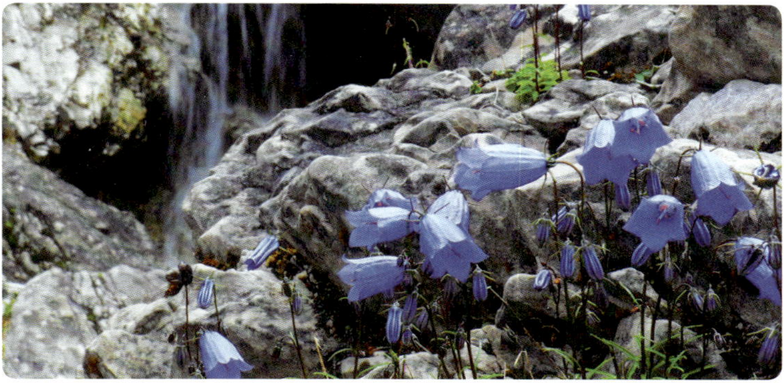

Die Glockenblume ~ Heldengeduld

Heilendes Pflanzenwissen für unsere Zeit

Die Glockenblume beruhigt die Nerven in unruhigen Zeiten. Wir lernen zu verstehen, dass wahre Geduld dort beginnt, wo die normale Geduld am Ende ist. Glockenblumenkräfte schenken uns einen Schutzmantel aus Himmelblau. In rauen Zeiten können wir so unsere Sanftheit und Zartheit bewahren. *»Schritt für Schritt und immer mit Geduld«*, sollte es heißen. Die Glockenblume lehrt: *»Wenn der Wind kommt, dann lasse dich drehen. So wie ich mein Sternenköpfchen in alle Richtungen wiegend wende, so werde auch du beweglicher. Lasse dir deine himmlische Ruhe durch nichts und niemanden nehmen.«*

Zur Glockenblume ~ *Campuanula alpina*

In den Alpen finden sich besonders viele Arten der Gattung der Glockenblumen. Sie bilden an Formen, Größe und Farben eine Fülle von Variationen aus. Die hochalpinen Arten sind oft sehr klein und nur bis zu zehn Zentimeter hoch. Allen gemeinsam sind starke Wurzeln und sie bevorzugen magere Böden. Sie blühen von Juni bis September. Am bekanntesten ist die *blaue Glockenblume.* Sie wächst bis auf Höhen von 1350 Metern. Volksnamen sind *Wiesenglöckl* und *Milchglöckl.*

Gut zu wissen: Kinder dürfen mit Glockenblumen spielen
Lange Zeit sagte man der Pflanze nach, sie sei giftig. Heute weiß man mehr. Glockenblumen sind nicht wirklich giftig, allerdings auch keine Speisepflanzen. Ihr klebriger Saft macht jedoch Flecken auf Kinderkleider, weshalb sich das Ammenmärchen mit den giftigen Schönheiten so lange hielt. Früher verwendete man die Pflanzenmilch der Stengel als Klebstoff beim Binden von Büchern in den Klöstern des Alpenraums.

Inspiration:
Schaue die Pflanze an. Du kannst auch ein Foto von Glockenblumen dafür nehmen. Lasse ihr Blau als Farbe sich über deine Schultern wie ein Schutzmantel legen und deinen ganzen Körper umhüllen. Atme das Hellblau der Blütenkelche in deinen Hals ein, bis er sich freier anfühlt.

Seelische Wirkung der Blütenessenz

Viele Glockenblumenarten gibt es als eigene Blütenessenz, so beispielsweise die *bärtige Glockenblume,* die *blaue Glockenblume* und die *rundblättrige Glockenblume.* In der Wirkung sind die einzelnen Arten relativ ähnlich. Sie schenken Schutz vor negativen äußeren Einflüssen. Sie erinnern uns daran, dass Zartheit eine Stärke sein darf. Sie machen dich empfänglicher für kreative Impulse und verspieltes Schaffen. Glockenblumenkräfte fördern den kreativen Ausdruck und befreien deine Sprache sowie auch die Singstimme. Sie beruhigen den Kopf und die Kiefergelenke und helfen, wieder freier durchzuatmen.

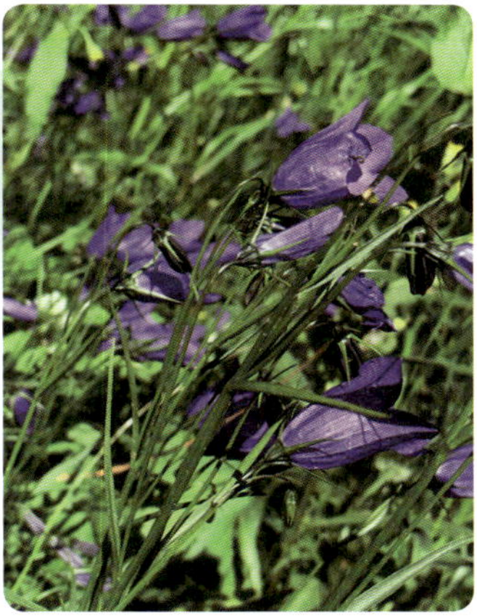

Rezept: Schüler-Mischung

Die Glockenblume gehört in die sogenannte Schülermischung, die bei zu hohen Anforderungen, die Kinder an sich selber stellen, hilft. Die Mischung besteht aus folgenden Blütenessenzen: *Glockenblume, Star of Bethlehem* und *Löwenzahn*.

Brauchtum

Schon in alten Zeiten lehrten die vorchristlichen Traditionen, Glockenblumen stehen zu lassen. Sie galten immer als heilige Pflanzen – nur für rituelle Zwecke pflückte man sie. Glockenblumenfelder wurden als magische Kraftorte angesehen. Hier konnte man in einen tiefen Schlaf verfallen und durch das blaue Blumentor die Feenwelt betreten. Aber Vorsicht war geboten, denn so mancher Hirte kehrte erst nach Hunderten von Jahren zurück. Die blauen Glocken waren auch ein Zeichen der heiligen Liebe. Wer einen Strauß blauer »Himmelsglocken« seiner Liebsten brachte, der schwor ihr ewige Liebe. Es sind also auch die Blumen der wahren Liebe und Treue, und sie werden bis heute im Alpenraum gerne in den Brautschmuck gebunden.

Die Botschaft

Die blaue Fee lacht dir zu:

»Himmlische Geduld soll dich begleiten!«

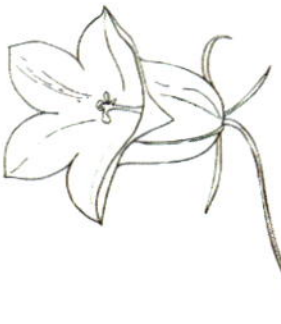

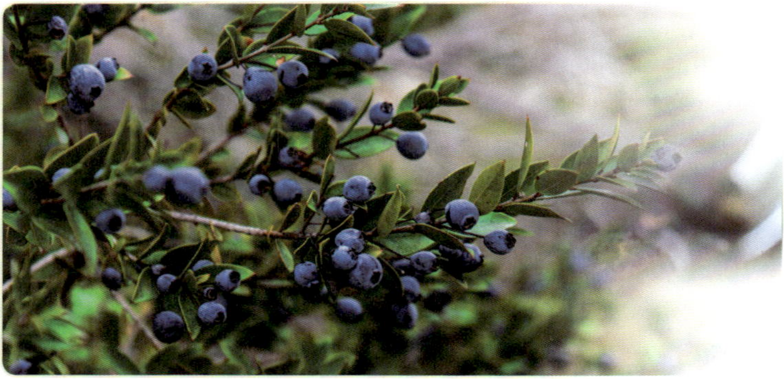

Die Heidelbeere ~ Freundschaft und Vertrauen

Heilendes Pflanzenwissen für unsere Zeit

Heidelbeerkräfte machen Mut, grundsätzlich wieder dem Leben zu vertrauen. Sie erden und verbinden dich mit dem Naturnetz. Sie wandeln Orientierungslosigkeit in standhaftes Vertrauen. Dieser Pflanzenfreund bestärkt dich, Neues zu lernen und dich für neue Freunde zu öffnen. Für hochsensible Menschen bringt die Heidelbeere die Erdverbindung, die es braucht, um sich entspannter zwischen vielen Menschen und in großen Gruppen zu bewegen.

Über die Heidelbeere ~ *Vaccinium mytrillus l.*

Heidelbeeren wachsen gerne in Alpenwäldern und Hochmooren. Sie sind bis auf 2400 Metern zu finden. Im Mai ist Blütezeit: Die kleinen rosa-weißen Blüten zeigen eine kugelige Glockenform, die schon die spätere Heidelbeere erahnen lässt. Im Spätsommer sind die Heidelbeeren reif. Der kleine Halbstrauch hat grüne kantige Stengel und kann bis zu sechzig Zentimeter hoch werden. Heidelbeeren wachsen gerne in großen Beständen. Eine einzelne Pflanze kann durch ihre Ausläufer die beeindruckende Fläche von mehr als tausend Quadratmetern bedecken. Mundartliche Namen sind auch *Blaubeere, Schwarzbeere, Haselbeeri* und *Taubeere.*

Pflanzenheilkunde der Alpen

Es ist die Stoffgruppe der Anthocyane, auch Flavonoide genannt, die die blaue Farbe in die Heidelbeeren zaubert. Diese Stoffe wirken antiviral und antibakteriell. Bei Entzündungen der Mundschleimhaut und bei Durchfallerkrankungen werden in der Naturmedizin traditionell getrocknete Blaubeeren eingesetzt. Bei Symptomen einige getrocknete Beeren kauen. Man kann getrocknete Beeren auch als schmackhafte und dekorative Zugabe in einen Kräutertee geben.

Rezept: **Doris' Teemischung »Blaue Nacht«**

Getrocknete Heidelbeeren und Hagebutten mit Lavendelblüten und Melissenblättern zu gleichen Anteilen mischen. Abends eine Tasse vor dem Schlafengehen aufbrühen, sieben Minuten ziehen lassen, abgießen und trinken. Gerne mit Lavendelhonig süßen.

Das blaue Wunder: Superfood Heidelbeere

Es lohnt sich, die wilden Heidelbeeren zu sammeln, zu trocken oder einzukochen. Unter unseren einheimischen Beeren gehören sie zu den gesündesten. Wilde Heidelbeeren sind durch aufsehenerregende Studien groß in Mode gekommen. Beachtung findet der blaue Farbstoff, der ungesundes Bakterienwachstum im Darm hemmt. Das blaue Kraftpaket hat aber noch einiges mehr zu bieten: Durch ihre Antioxidantien sind Heidelbeeren unterstützend für die Gefäßgesundheit. Sie wirken ausgleichend auf den Blutzucker und heilend bei chronischen Entzündungen. Auf das Nervenkostüm wirken die Anthocyane der Heidelbeeren beruhigend. Wilde Heidelbeeren gibt es das ganze Jahr gefroren zu kaufen. Man kann sie auch als Presssaft, Pulver oder in Kapseln einnehmen. Kulturheidelbeeren enthalten weniger Farbstoff, der hier nur noch in der Schale vorhanden ist.

Blau macht glücklich

Neue Studien zeigen, dass sich wilde Heidelbeeren positiv auf die seelische Stimmung auswirken können. Die Anthocyane der blauen Beeren sind stimmungsaufhellend. Man ist weniger ängstlich, und das Glückshormon Serotonin baut sich langsamer ab. Bei regelmäßigem Konsum steigt das allgemeine Wohlbefinden. Das Gefühl der anhaltenden Niedergeschlagenheit, das auf eine Depression hinweisen kann, verbessert sich nachhaltig. Eine Studie, in der Jugendliche über Wochen Pulver aus wilden Heidelbeeren einnahmen, zeigte überraschend gute Ergebnisse: Das Wohlbefinden der Jugendlichen verbesserte sich stetig, und ihre Stimmung hob sich signifikant.*

Seelische Wirkung der Blütenessenz

Auf zu neuen Ufern! Die Heidelbeere weckt unsere Abenteuerlust. Sie hilft uns, wenn wir Neuland betreten. Wir wagen größere Entwicklungsschritte. Wir werden flexibel und können alte Strukturen leichter loslassen. Wir können uns der Weisheit und Führung unseres höheren Selbst hingeben.

---

* Zur Studie siehe Williams, Claire et al.: *Effects of Acute Blueberry Flavonoids on Mood in Children and Young Adults.* School of Psychology & Clinical Language Sciences der University of Reading, 2017

Rezept:

Doris' blaues Glück
Eine Heidelbeer-Bananen-Marmelade

500 g Heidelbeeren
2 reife Bananen
100 ml Wasser
10 g Zitronensäure
Ein Kilogramm Gelierzucker (Verhältnis kann 3:1 oder auch 2:1 sein, je nachdem, wie süß du die Marmelade möchtest. Die Bananen pürieren. Die übrigen Zutaten einrühren und zum Kochen bringen. Die kochende Marmelade sofort randvoll in Gläser füllen und verschließen.

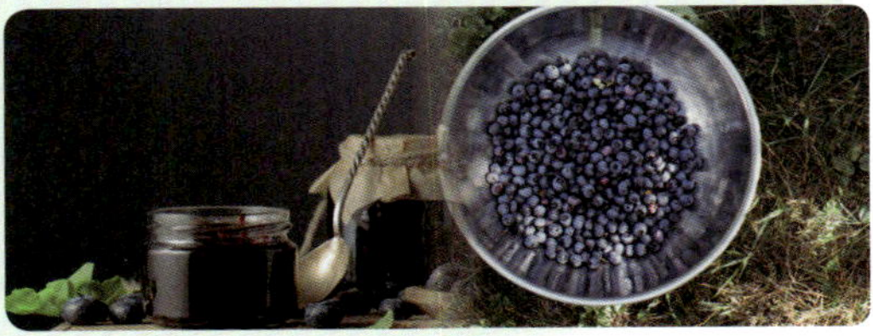

Heidelbeer-Legenden

Es heißt, in den Heidelbeerwäldern leben die Zwerge der Berge. Besonders prächtige Büsche bewachen die Eingänge zu ihrem Reich. Zwerge sind die Schatzhüter der Gipfel. Manchmal führen sie freundliche Menschen zu besonders reichen Beerenfeldern; oder sie schenken ihnen einen »Schatz«, etwa einen schönen Stein oder eine wertvolle Erkenntnis.

Die Botschaft des Freundes der Bergwälder:

»Vertraue und glaube. Es helfen und heilen die Kräfte der Natur.«

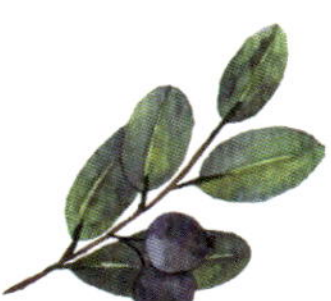

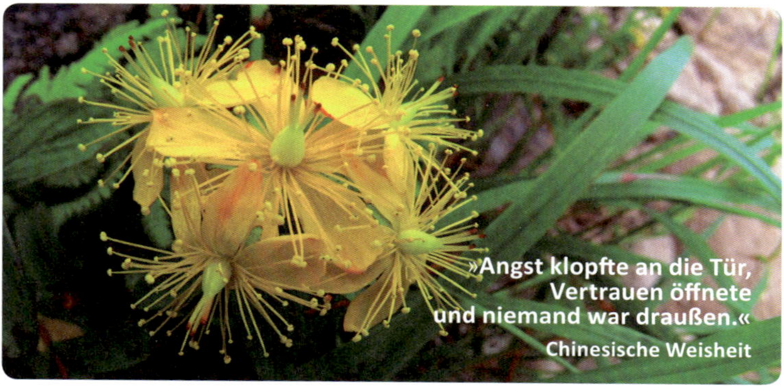
»Angst klopfte an die Tür,
Vertrauen öffnete
und niemand war draußen.«
Chinesische Weisheit

Das Johanniskraut

~ Ruhe nach dem Sturm

Heilendes Pflanzenwissen für unsere Zeit

Das Sonnenkraut der Alpen ist der richtige Heiler, wenn ein Sturm über dein Leben gebraust ist und dich aufgrund seelischer und körperlicher Sturmschäden verletzt zurückgelassen hat. Diese uralte wohltuende Lichtpflanze erhellt die Dunkelheit der Angst. Die Sonnenpflanze bringt Ruhe, so dass Angstempfinden still verblassen kann. Neue positive Erfahrungen können sich heilend und wärmend im Körper ausbreiten.

Johanniskraut ~ *Hypericum perforatum*

Das Johanniskraut wächst gerne auf trockenen Almwiesen bis auf die Baumgrenze hinauf. Es gibt in den Alpen neunzehn verschiedene Arten des Johanniskrauts. Der Volksmund nennt es auch *Blutkraut, Jesuwundenkraut, Johnnisblut, Hartheu* und *Wundkraut*. Das Johanniskraut lässt sich vom ähnlichen, aber giftigen Jakobskreuzkraut leicht an folgenden drei Merkmalen unterscheiden: 1. Es hat einen zweikantigen flachen Stengel, der im Pflanzenreich selten vorkommt; die meisten Kräuter haben vierkantige oder runde Stengel. 2. Hält man die Blätter gegen das Licht, so sieht man, dass die ganze Oberfläche von Punkten überzogen ist, die wie Löcher aussehen. Es sind die Sekretbehälter, die eine helle Flüssigkeit von ätherischen Ölen und Harz enthalten. Sie haben der Pflanze auch den Namen *perforatum* eingetragen, was »durchstochen« heißt. 3. Zerreibt man die gelben Blüten zwischen den Fingern, wird der Saft weinrot.

Ernte: Das Johanniskraut wird um Johanni gesammelt. Zu dieser Zeit sind die Lichtkräfte am intensivsten. Vor allem die Blüten speichern das Sonnenlicht und werden hauptsächlich geerntet. Man schneidet nur kurze Stengel ab, um die Pflanzen zu schonen. Zu Sträußen gebunden, werden sie an der Luft an einem schattigen Ort getrocknet.

Rezept: Körper-Öl – Ein Schutzmantel für Geborgenheit und neues Vertrauen

Auf 100 ml Johanniskraut-Öl, 20 Tropfen Lindenblüten-Extrakt (10%) und 10 Tropfen Vanille-Extrakt geben. Ideal für große und kleine Kinder, die wieder Vertrauen und Geborgenheit in ihrem Leben erfahren wollen. Dieses Körper-Öl hilft auch bei seelischen Traumata, die durch körperliche Verletzungen entstanden sind. Es schließt Löcher und Risse in der Aura.

Pflanzenheilkunde der Alpen

Das Johanniskraut-Öl ist ein Tausendsassa. Zu den vielen Inhaltsstoffen zählen ätherische Öle, Flavonoide, Harze, Gerbstoffe, Rhodan und Hypericin. Das Öl wird zur Einreibung bei Verstauchungen, Prellungen, zur Narbennachbehandlung und bei

Rückenproblemen angewendet. Kräuterpfarrer Johann Künzle zählte Johanniskraut-Öl zu seinen wichtigsten Heilmitteln. *»Dieses ist das beste und wirksamste Hausmittel bei Verbrennungen durch Feuer, Verbrühungen, bei Wunden, Schürfungen und Insektenstichen.«**

Mit seiner Sonnensignatur bringt Johanniskraut sein strahlendes Licht in unseren Körper. Der Alpenarzt Paracelsus sagte, das Lichtkraut könne die dunklen Wolken der Melancholie auflösen. Heute wird die stimmungsaufhellende Wirkung des Johanniskrautes in der alternativen Depressionsbegleitung eingesetzt. Man darf das Johanniskraut auch als ein pflanzliches Antidepressivum bezeichnen.

Achtung

Johanniskraut-Öl in Kapseln nicht bei Einnahme von Antidepressiva begleitend einnehmen, da es diese teilweise aufhebt.

Rezept: **Johanniskraut-Öl von Kräuterpfarrer Johann Künzle**

Der Pflanzenheilkundler hinterließ uns folgendes Rezept: *»Offene und halboffene Blüten des Johanniskrauts werden zerquetscht und in ein Glas mit Oliven-Öl eingelegt, dann gut verschlossen acht bis zehn Tage der Sonnbestrahlung ausgesetzt. Nachher seiht man das Öl in Flaschen ab.«***

Seelische Wirkung der Blütenessenz

Die Johanniskraut-Essenz schenkt Vertrauen in das Leben, einen besseren Schlaf und hilft bei der Überwindung von Ängsten. Das können unbestimmte Ängste, Angst vor der Angst oder auch automatisierte Angstanfälle sein. Man lernt, die eigene

* Künzle 2008, S.98f.
** Ebd. S. 99

Sensitivität im Alltag zu integrieren. Hochsensible, die sich oft zu vielen Einflüssen ausgeliefert fühlen, werden mit dem Einnehmen der Blütenessenz ruhiger. Diese Blüte ist hilfreich nach Unfällen, plötzlichem Schock und anderen Traumata.

Anwendung: Diese Blütenessenz sollte über einen längeren Zeitraum von mindestens zehn Wochen eingenommen werden. Ideal ist es, sie parallel zur Krankengymnastik und bei Gesprächstherapien einzunehmen, die körperliche Traumata begleiten. In akuten Phasen einen Tropfen vor dem Schlafengehen unter die Zunge geben.

Rezept **für ein Duftkissen: Ein blauer Schutzengel für Kinder**

Dieses alte Rezept aus dem Alpenraum ist für Kinder, die an Albträumen leiden oder auch Bettnässer sind. Für sie kann man ein Schlafkissen herstellen. Dafür nimmt man je ein Teil Johanniskraut, ein Teil Arnika und ein Teil Wacholderbeeren. Die Wacholderbeeren leicht im Mörser aufbrechen. Ein Kissen aus einem blauen Naturstoff mit dieser Mischung befüllen. Dieses Rezept soll laut Kräuterkundigen mit gutem Erfolg seit Jahrhunderten eingesetzt werden.

Legenden

Johanniskraut gilt seit jeher als heilige und heilbringende Pflanze, deren Anwesenheit die bösen Geister der Dunkelheit verjagte. Das Johanniskraut hat deshalb die Namen *Jageteufel* oder *Teufelsflucht*. Eine alte Bauernweisheit besagt:

»Dost, Hartheu (Johanniskraut) und Wegsheid
(Wegwarte] Thun dem Teuffel viel Leidt.«

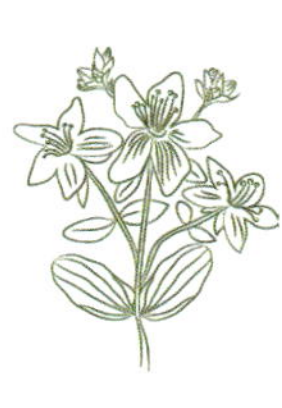

Die Botschaft des Sonnenkönigs:

»Lache, du Sonnenkind!«

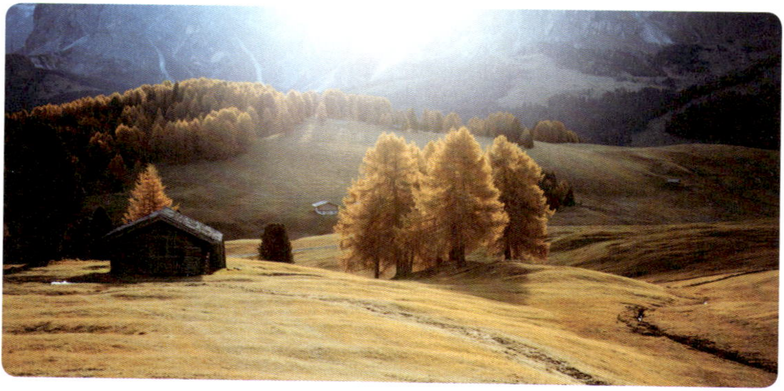

Die Lärche ~ Perfect Flow

Heilendes Pflanzenwissen für unsere Zeit

Die Lärche gilt als Glücksbaum. Ihre Heilkräfte können unerwartete Glücksmomente in dein Leben bringen. Spaß, Lebenslust und Kreativität sind die Kräfte, die sie anschiebt. Kreative Narrenfreiheit bringt sie denen, die Neues erschaffen und erfinden. Sie ist auch der Kinderwunschbaum. Lärchenkraft motiviert dich zudem, deinen geistigen, »kreativen Kindern« Raum zu geben. Ihre Heilkraft kann uns nach großen Lebensstürmen und Krisen, wenn wir am Boden liegen und, symbolisch gesprochen, ganze Lawinen über unsere Pläne und Lebensträume hinweggerauscht sind, wieder aufrichten. Lärchen erinnern dich: Nutze die dir innewohnende Schöpferkraft, um Schönheit und Kreativität in deinem Leben zu verwirklichen.

Gut zu wissen: Der Hausbaum der Alpen

Die Lärche ist überall im Alpenraum ein beliebter Hausbaum. Die hohen Lärchen dienten früher als natürliche Blitzableiter. Das Holz ist zudem extrem undurchlässig für Strahlung, so dass Dächer, die mit Lärchenholzschindeln gedeckt sind, Elektrosmog gut fernhalten.

Kulinarisches: Die ganz frischen Nadeln schmecken kleingeschnitten über Salat, in Frischkäse oder als Kräuterdipp hervorragend. Sie schmecken ähnlich wie Sauerampfer, kombiniert mit einem Hauch Harzgeschmack. Leicht und lecker kann man sie als Chutney mit Mango, Orange, Zwiebeln und Zucker zubereiten.

Die Lärche ~ *Larix decidua*

Lärchen sind typische Hochgebirgsbäume und können bis auf 2000 Metern wachsen. Als Pionierbäume stellen sie kaum Ansprüche an den Boden und wurzeln sehr tief. Lärchen können bis zu fünfzig Meter hohe Kronen entwickeln. Einzelne Bäume erreichen ein Alter von 800 Jahren. Im Frühling sprießen die kleinen Nadeln wunderschön in hellgrünen Büscheln heran, die wie kleine Sterne aussehen. Die Lärche ist der einzige europäische Nadelbaum, der im November seine Nadeln abwirft. Kurz vorher färben sich ihre Nadeln gold-gelb. Die Lärche kann Stürmen gut widerstehen, weil ihre Nadeln so fein sind und dem rauen Wetter kaum Angriffsflächen bieten. Lärchen wachsen schnell und entwickeln hartes Holz, das wertvoll und begehrt ist.

Lärchengeist: Hochprozentiges aus der Lärche

Eine österreichische Delikatesse ist der Lärchengeist, der in einem komplizierten Destillations-Verfahren aus dem Harz gewonnen wird. Im alpenländischen Raum wird außerdem aus frischen Lärchentrieben Schnaps und Likör hergestellt.

Pflanzenheilkunde der Alpen

Von der Lärche werden in der Volksmedizin fast alle Teile seit Jahrhunderten verwendet. Der italienische Renaissance-Arzt Mattioli schrieb: *»Die Blätter und Rinden des Lärchenbaums ziehen zusammen, wie die Tannen. Sein Harz weicht, wärmet, und säubert.«* Wichtigstes Heilmittel war immer das Lärchenharz, das nach dem Umschlagplatz Venedig auch *Venezianisches Terpentin* heißt. Die Bauern der Bergregionen hatten die Gewohnheit, regelmäßig das frische Harz zu lutschen. Heute wissen wir, dass Harz das Zahnfleisch gesund hält, weil es antibakteriell wirkt. Seit die europäische Kommission in ihrer Positivmonografie die Wirkung von *Therebinthina Laricina* bestätigt hat, ist es amtlich: Lärchenharz hilft als Brustwickel bei Bronchitis, um Lungenentzündungen vorzubeugen.

Gut zu wissen: Ein Schatz der Alpen

Es werden wahre Wundergeschichten über Heilungen durch diese Salbe erzählt.* Es lohnt sich, dieses alte Naturheilmittel für die eigene Hausapotheke anzuschaffen. Lärchenharz, das auch »Pech« genannt wird, ist der Grundbestandteil der sogenannten *Pechsalbe,* die ihren festen Platz in der Volksmedizin hat. Sie desinfiziert, wirkt durchblutungsfördernd, wundheilend, antibakteriell und bei Husten schleimlösend. Sie wird als Brustsalbe auch bei Erkältungen und Grippe verwendet. Zudem findet die Harzsalbe Anwendung bei Nervenschmerzen und in der Schmerztherapie.** Das Harz ist lipophil und muss deshalb in einer fetten Substanz gelöst werden. Früher nahm man gerne Schweinefett. Heute stellen die Apotheken im Alpenraum hochwertige Lärchensalben mit fetten Pflanzen-Ölen und Bienenwachs her.

---

* Siehe auch Moser/Thoma 2018, S. 34ff. Hier eine ausführliche Beschreibung eines alten Pechsalben-Rezeptes.

** Zu den Anwendungen in der Volksmedizin siehe Untershofer, E.: *Das Lärchenharz und seine Bedeutung in der Naturheilkunde.* 2021 (Htp.:www.centaurium.at/pdf/PDF_Laerchepdf, Stand: 14.11.21)

Doris' Rezept:
Filzmoser Pechsalbe

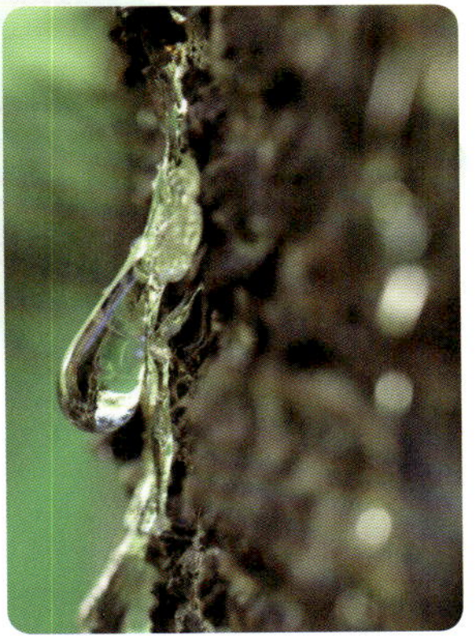

Zutaten: 80 g Oliven-Öl, 20 g Bienenwachs, 30 g Lärchen- und 10 g Fichtenharz, drei Tropfen Latschenkiefern-Öl. Das Oliven-Öl mit dem Harz vorsichtig, nicht zu heiß, erwärmen, bis das Harz sich löst. Rindenreste abseihen. Dann das Bienenwachs dazugeben und unter ständigem Rühren schmelzen. In kleine Behälter abfüllen, auskühlen lassen und gut verschließen. Vorsicht: Nur altes Geschirr verwenden, da es sich danach nicht mehr ganz reinigen lässt.

Seelische Wirkung des ätherischen Öls

Lärchen-Öle sind kostbare Baum-Öle. Um einen Liter Lärchen-Öl zu destillieren, benötigt man ca. 600 kg Zweige und Nadeln. Die Zweige werden im Frühherbst geerntet, kurz bevor sich die Nadeln verfärben. Dann muss es schnell gehen, denn die Nadeln fallen nach dem Schnitt sehr bald von den Zweigen. Das Öl mischt sich gut mit vielen Baumdüften, Blüten- und Zitrusdüften. Es ist gut verträglich. Man sollte es dennoch immer nur verdünnt anwenden.

Im seelischen Bereich kann das ätherische Öl uns dort, wo wir uns neu definieren müssen, wieder auf die Beine helfen. Wenn Stress, wie beispielsweise Mobbing, der Verlust des Arbeitsplatzes oder auch eine Scheidung, unser Selbstbewusstsein tief erschüttert haben, hilft es, sich die stärkenden Kräfte des Lärchenbaumes in den Rücken zu holen.

Rezept: Duftmischung »Perfect Flow«

Lärchenduft macht kreativ und intuitiv! Die Duftmischung kann als Hebamme für deine kreativen Projekte segensreich wirken. Lärche und Linde gemeinsam stimulieren den Flow in deinem Leben. Dort, wo alte Verhärtungen dich noch versteckt blockieren wollen, bringen Narzisse und Litsea den Durchbruch.

5 Tropfen Lärchen-Öl
5 Tropfen Linden-Absolue 10%
3 Tropfen Narzisse-Absolue 10%
3 Tropfen Litsea
auf 10 ml Mandel-Öl in einen Roll-On geben.

Seelische Wirkung der Blütenessenz

Man nimmt die Essenz, wenn man Großes plant und Neues vorbereitet. Lärche fördert Verspieltheit und ein neues Selbstbewusstsein. Sie löst Blockaden im kreativen Schaffen auf. Gleichzeitig lernt man, sich gegen Übergriffe zu wehren, öfters »Nein!« zu sagen und gesunde Grenzen zu setzen. Schüler und Studenten, die für Prüfungen lernen müssen, werden von dieser Blütenessenz gut unterstützt, um den Endspurt zu schaffen.

Brauchtum und Mythen

Lärchen bringen nicht nur Glück, sondern – ähnlich wie der Storch – auch die Kinder. Früher gingen Frauen, die einen Kinderwunsch hatten, zu einer Lärche. Hier bat man den Baum um ein Kind. Einen berühmten Kindersegen-Baum gibt es bei Landeck, eine uralte doppelstämmige Lärche, die schon hunderte von Kinderwünschen erfüllt hat.

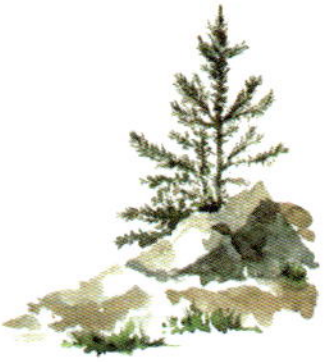

Die Botschaft der frohen Lärche:

»Folge deinen Glücksmomenten!«

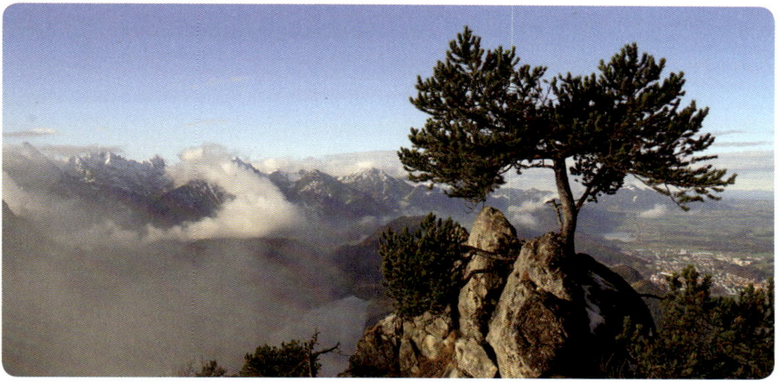

Die Latschenkiefer

Die Kraft der Pioniere nutzen

Heilendes Pflanzenwissen für unsere Zeit

Die Latschenkiefer des Hochgebirges schenkt dir den Wagemut, in unsicheren Zeiten neue Welten zu entdecken. Pioniere, Entdecker und Erfinder betreten Neuland. Einerseits müssen sie mutig sein, andererseits sich vorsichtig Schritt für Schritt vorantasten. Sie wissen nie, was hinter der nächsten Wegbiegung auf sie wartet. Zu Beginn einer neuen Lebensphase fühlt man sich längere Zeit unsicher. Das Neue entwickelt sich scheinbar viel zu langsam. Latschenkiefern-Kraft lässt dich geduldiger aushalten, dass vieles, was du anpackst, sich noch wie Stückwerk anfühlt. Keine Sorge, der Zustand ist ein vorübergehender. Mit der Kraft der Latschenkiefer kannst du als Pionier neue Welten erkunden.

Pflanzenheilkunde der Alpen

Wir alle kennen den berühmten Franzbranntwein, dessen Hauptbestandteil Latschenkiefern-Öl ist. Das ätherische Öl hat die Wirkung, die Haut stark zu durchbluten und hilft bei Muskel-, Nerven und rheumatischen Schmerzen. Auf die Haut aufgetragen, kommt es zu einer Weitung der Blutgefäße, die Haut kann sich röten und wird warm. Die erhöhte Durchblutung entkrampft und lindert Schmerzen bei Muskelkater und Verspannung. Auch in der berühmten »Murmeltiersalbe« ist die Latsche ein Hauptbestandteil. Traditionell wird das ätherische Öl bei Erkältungen und Grippe verwendet. Es wirkt krampflösend, schleimlösend, antibakteriell und antiviral. Früher nahm man als Hausmittel einfach zerkleinerte Nadeln, überbrühte sie mit kochendem Wasser und inhalierte den Dampf unter einem Handtuch. Heute können wir einen Tropfen Latschenkiefern-Öl in eine Schüssel heißes Wasser zum Inhalieren geben. Den Bergarbeitern, die Jahrtausende lang in den Alpen meist für ihre Landesherren nach Gold, Silber, Kupfer, Eisen oder Salz gruben, war die Latsche ein wichtiger Heiler und Freund. Der Staub, die Kälte und das Wasser in den Stollen waren Gift für die Lungen. Die Bergarbeiter kauten Nadeln und das helle Harz der frischen Zapfen als Prävention oder Heilmittel.

Gut zu wissen: Ein unentdecktes pflanzliches Herbizid
Die Latsche weiß durch einen bestimmten Cocktail an Pflanzenstoffen ihren Untergrund von zuwucherndem Grün freizuhalten. Auf diese Weise muss sie die knappen Nährstoffe der Bergwelt nicht mit anderen Pflanzen teilen. Der Regen, der über ihre Nadeln fällt, nimmt bestimmte Stoffe mit auf die Erde, die als ein natürliches Herbizid wirken.

Die Latschenkiefer ~ *Pinus mugho*

Die buschartigen Latschenkiefern wachsen bis weit oberhalb der Baumgrenze in Höhen von 2700 Metern. Hier kann die Sonnenpflanze ihren großen Lichthunger sättigen. Die Latsche bildet buschige Felder, die undurchdringlich werden können. Man spricht dann von Latschenfilz. Die dichten Riegel der Latschenfilze sind ein mechanischer Schutz der Almwiesen gegen Steinschlag. Im Winter halten die Filze den Schnee in der Tiefe so fest, dass sich keine Schneebretter oder Lawinen ablösen können. Latschenkiefern werden bis zu 200 Jahre alt. Ihre Nadeln sind im Vergleich mit anderen Kiefern, so der Zirbelkiefer, kurz und hart. In diesen hüfthohen, buschartigen Kiefernfeldern, in denen oft der Nebel und die Wolken festhängen, soll der sagenumwobene *Tatzelwurm* leben, der Drache der Alpen.

Aufgepasst

Die Latschenkiefer steht fast überall unter Naturschutz!

Vom Schatz des Tatzelwurms: Das kostbare ätherische Öl

Das Latschenkiefern-Öl ist einer der großen Schätze der Alpen für die Zeit der Rekonvaleszenz nach einer Pandemie. Die Pflanze ist voller Harze und ätherischer Öle, die sie gerne abgibt. Doris bemerkte bei der Ernte der Latschen im Jahr 2021, dass die Pflanzen viel mehr Öl gaben und zudem würziger und viel kräftiger rochen, als sie es von den Jahrzehnten zuvor kannte. Die Pflanzenwelt unserer Umwelt schenkt uns Menschen bereitwillig genau die Heilstoffe, die wir benötigen.

Latschenkiefern-Öl darf wieder eines der großen Lungenheilmittel werden. Zu unrecht ist das Naturheilmittel in Vergessenheit geraten. Es ist noch nicht lange her, als in der zweiten Hälfte des 19. Jahrhunderts immer mehr Menschen an Tuberkulose, einer schweren Lungenkrankheit, erkrankten. Damals entwickelte man in Bad Reichenhall die sogenannten »Pneumatischen Kammern«, luftdichte Räume, in denen die Lungenpatienten täglich einige Zeit lang Wasserdampf mit Latschenkiefern-Öl

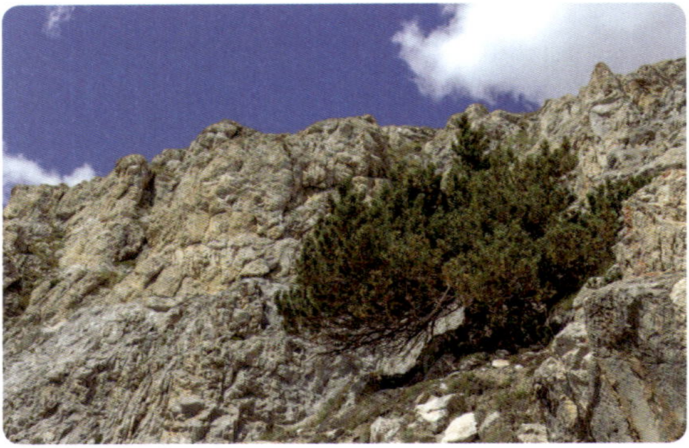

einatmeten. Diese Kur wurde über mehrere Wochen angewendet und war sehr erfolgreich. Später wandelte man sie ab, und die Patienten saßen in einer Art Telefonzelle, in der sie dann den Wasserdampf über einen Schlauch dreißig Minuten inhalierten. Bis in die Fünfzigerjahre des 20. Jahrhunderts nutzte man dieses effektive Naturheilmittel in Bad Reichenhall. Erst mit dem Niedergang des Kurortes geriet das Heilmittel in Vergessenheit.

Seelische Wirkung des ätherischen Öls

Latschenkiefern-Öle dürfen heute wieder gute körperliche und seelische Lungenstärker sein. Sie sind zudem stille Heiler, wo uns Trauer, Kummer und Hoffnungslosigkeit bedrücken. Nach der Akupunkturlehre sind dies die Themen, die den Lungenmeridian schwächen. Latschenkiefern sind also auch Trauerexperten. Ihr Duft schenkt Trost und lässt uns tiefer durchatmen. Die hohe Konzentration an Monoterpenen wirkt stimmungsaufhellend und das Immunsystem stärkend.

Kulinarisches

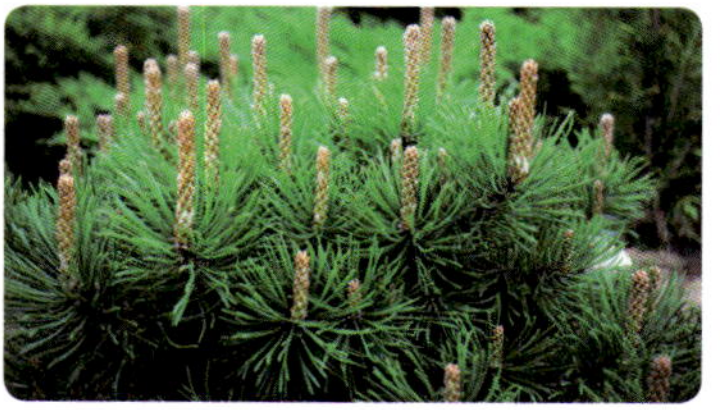

Frische Latschenkiefernspitzen kann man schmackhaft karamellisieren und als Beigabe reichen. Außerdem lässt sich aus den frischen Triebspitzen ein leckeres Chutney mit Ingwer, Limonen und Äpfeln zubereiten, das man zu Entenbraten oder anderem Geflügel essen kann. Frische Triebspitzen kann man kurz blanchieren und dann gut einfrieren. So sind sie zu jeder Jahreszeit vorhanden. In alten Rezeptbüchern werden die frischen Spitzen getrocknet, vermahlen und dann als Gewürz für die Zubereitung von Maultaschen-Füllungen verwendet.

Brauchtum

Die Latschenkiefer war immer auch eine schutzmagische Pflanze. Zu allen Jahreszeiten schmückte man Türen und Altäre der Bergkapellen mit Kiefernzweigen. Die bösen Berggeister konnten dann nicht über die Türschwelle treten. Der immergrüne Baum wurde zudem ein beliebter Weihnachtsschmuck, ein Symbol der Hoffnung. Im bayerischen Chiemgau flechtet man heute noch ein Kreuz aus Latschenkiefern, das als Schmuck an der Kaminhaube aufgehängt wird und nur gute Geister durch den Kaminzug hindurchlassen soll.

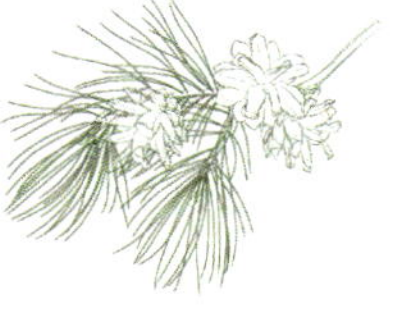

Die Botschaft

Der Drache der Berge vertraut dir seinen Schatz an:

»Mache den ersten Schritt – alles andere ordnet sich von selbst.«

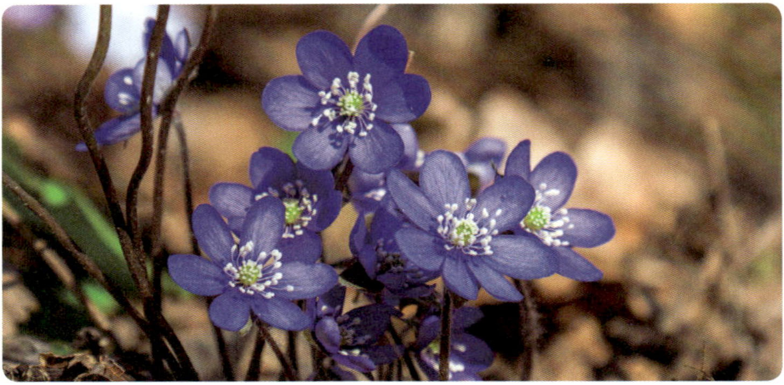

Das Leberblümchen ~ Resonanz

Heilendes Pflanzenwissen für unsere Zeit

Wir leben im großen Netzwerk der Natur. Alles ist mit allem verbunden. Lebe in mitfühlender Resonanz mit deiner Umwelt. Lausche und folge deiner Intuition. Sei empfänglich für ihre Botschaften. Je mehr du kreative Impulse deines Umfeldes aufgreifst, umso mehr wirst du empfangen. Werde ein Ideenfänger! Habe keine Angst vor der Fülle. Nutze die Ideen für dich, für andere oder verschenke sie weiter.

Zum Leberblümchen ~ *Hepatica nobilis*

Dieses zarte lilablaue Blümchen gehört zu den ersten Frühlingsboten. Schon im Februar zeigt sich seine herrlich blaue Blüte. Wenn es Nacht wird oder kalt ist, schließt sich die zarte Blüte. Beim leisesten Sonnenschein öffnet sie sich wieder. Erst später entwickeln sich ihre dreilappigen Blätter, die in ihrer Form leicht an die Leber erinnern. Daher auch der Name »Leberblümchen«. Das mehrjährige Kraut wächst gerne auf Kalkböden bis auf 1800

Metern. Je nach Mundart variieren seine Volksnamen: *Blaues Herzblumenkraut, Herzblümli, blaue Windblume, Fastenblume* und *Leberkraut*.

Aufgepasst

Die Pflanze steht unter strengem Naturschutz!

Pflanzenheilkunde der Alpen

Das Leberblümchen wird traditionell als Tee bei Rachenentzündungen, Lungen- und Leberleiden angewandt. In der mittelalterlichen Signaturenlehre, wonach jede Heilpflanze ihre Wirkung durch Aussehen und Farbe kund tat, sah man in den leberförmigen Blättern den Hinweis darauf, dass es für Leber- und Gallenleiden hilfreich sei. Heute setzt die Homöopathie diese Pflanze bei chronischer Bronchitis und Leberstauungen ein.

Seelische Wirkung der Blütenessenz

Wer seine Kreativität in den Fluss bringen möchte, der kann diese Blütenessenz über sieben Wochen regelmäßig einnehmen, sie in der Handtasche bei sich tragen oder auf den Schreibtisch am Arbeitsplatz hinstellen. Das Pflanzenwesen des Leberblümchens heilt alte Wunden im feinstofflichen Körper, die deinen persönlichen Ausdruck bremsten. Vielleicht fällt es dir schwer, öffentlich zu sprechen und vor Gruppen deine Ideen zum Ausdruck zu bringen. Viele Blockaden der Kreativität stammen aus der frühen Kindheit. Wenn Kinder frei und unschuldig spielen, kann fremder Zorn sie schnell ausbremsen. Zorn, Wut und Gereiztheit der Eltern überleben im Zellgedächnis der Kinder eine lange Zeit. Will man als Erwachsener kreativ tätig werden, können sich unverhofft Blockaden aus der Kinderzeit melden, die sich in körperlichen Symptomen im Hals- und Nackenbereich zeigen. Der Hals steht für freien Ausdruck im Schaffen und im Sprechen. Man kann einige Zeit die verdünnte Mischung regelmäßig direkt auf den Hals auftragen.

Übung: Die Heilfarbe des Leberblümchens
Die besondere Heilfarbe des Leberblümchens, ein zartes Blau-Lila, kann als Visualisierung Hals- und Nackenprobleme lindern. Stelle dir vor, du atmest diese herrliche Farbe ganz in deinen Hals ein. Lasse das Bild größer werden. Erlaube, dass dein Hals in diesem pulsierenden Blau erstrahlt und anschließend diese Farbe deinen ganzen Körper durchströmt.

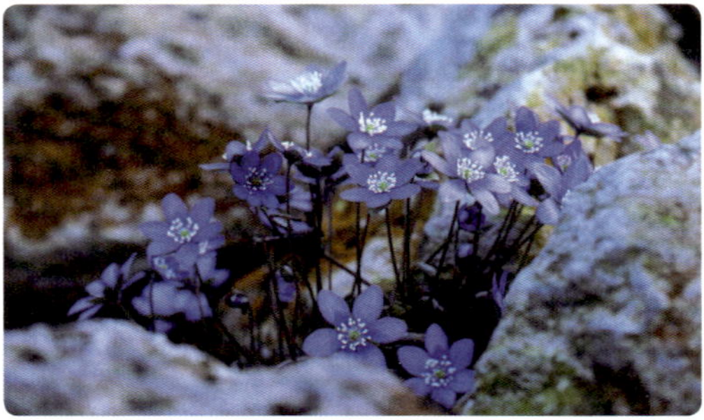

Brauchtum

Im Alpenraum glaubte man früher, dass, wer die ersten drei Blüten der Leberblümchen äße, die er im Frühjahr fände, das ganze Jahr über gesund bliebe.

Die Botschaft des Frühlingsboten:
»Werde ein Ideenfänger!«

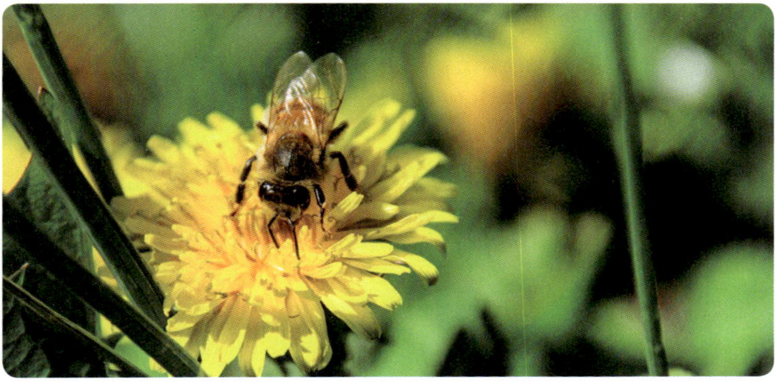

Der Löwenzahn ~ Sonne des Neubeginns

Heilendes Pflanzenwissen für unsere Zeit

Ein wahres Löwenherz gepaart mit einer Glückssträhne, das trägt diese Heilpflanze in dein Leben. Die samtige Goldblume ermuntert dich: Auf geht's! Wage, deine Herzenswünsche anzupacken. Löwenzahn schenkt Vitalität und Ausdauer. Die sonnengelbe Blume Jupiters ist eine Glückspflanze. Der Götterkönig Jupiter bringt Fülle, reiche Ernte und gute Gelegenheiten. Löwenzahnkraft schenkt Löwenmut, um diese zu nutzen.

Der Löwenzahn ~ *Taraxacum offiicniale*

Der Löwenzahn ist eine äußerst unempfindliche, widerstandsfähige Pflanze, die mit einer bis zu dreißig Zentimeter langen Pfahlwurzel versehen ist. Sie kann ganz von Tieren abgefressen werden und treibt wieder von Neuem aus. Der Löwenzahn wächst auf Höhen bis zu 1500 Metern. Je höher er steigt, umso schlanker, kleiner und scharf gezahnter werden seine Blätter, und er verliert seinen Stengel. Seinen Namen gaben ihm die scharf gezackten seitlichen Blattspitzen, die an Löwenzähne erinnern. Der Löwenzahn ist ein Meister der Verwandlung. Er bildet dicke Knospen, die auch geerntet und als supergesunde Delikatesse gegessen werden können. Nachdem die dottergelbe Blütensonne bestäubt und verblüht ist, zieht sie sich erneut zusammen. Als Pusteblume feiert sie als silberne Wiesenschönheit eine Auferstehung. Ganze Wolken der Fallschirmchen kann der Wind über die Wiesen tragen. Löwenzahn blüht früh im Jahr, und die blühenden Wiesen sind immer auch ein Zeichen, dass dort viel gedüngt wurde. Deshalb ist es besser, den Löwenzahn abseits von Viehweiden zu sammeln.

Sammelzeit: Die Blätter vor der Blüte und die Wurzeln im Spätsommer sammeln.

Gut zu wissen: Gartenhelfer Löwenzahn
Gärtner sehen Löwenzahn als Unkraut. Der Löwenzahn darf als essbarer Gartenhelfer neu gesehen werden. Seine langen Wurzeln sind hilfreiche Bodenauflockerer der tieferen Schichten und zugleich die Kinderstube der Regenwürmer. Ideal ist der Löwenzahn in Gesellschaft von Erdbeeren und anderen Beeren, da er einen Stoff verströmt, der die Früchte schneller reifen lässt.

Kulinarisches: Löwenzahnblätter sind eine leckere Ergänzung im Salat. Die Blätter unbedingt *vor* der Blüte pflücken, damit Löwenzahnsalat auch bekömmlich und gesund ist.

Pflanzenheilkunde der Alpen

Beliebt ist der Frischsaft des Löwenzahns als Teil einer Frühlings-Entschlackungskur oder bei Bluthochdruck. Die Löwenzahnwurzel ist reich an Bitterstoffen, darunter Taraxacin und Flavonoide. Die Wurzel enthält einige Vitamine und Mineralstoffe, besonders Eisen, Vitamin A und C. Außerdem ist in der

Wurzel bis zu 25% Inulin enthalten. Der berühmte Schweizer Kräuterpfarrer Künzle empfahl die Einnahme von Löwenzahnsaft auch als Mittel der Augenstärkung. *»Der bitter schmeckende Saft des Löwenzahns macht klare Augen, vertreibt Flecken in den Augen.«* Die Tinktur kann nach Vergiftungen als sanftes Stärkungsmittel zur Verbesserung des Leber- und Gallenflusses dienen. Der Tee wirkt wassertreibend, appetitanregend und ist zugleich auch entzündungshemmend und entkrampfend.

Der Milchsaft des Löwenzahns war auch ein Schönheitsmittel, wie es bereits der Arzt Hieronymus Bock im Jahr 1551 beschrieb. Außerdem verwendete man die Milch für Hautprobleme aller Art, wie unreine Haut, Ausschläge und Ekzeme. Der unverwüstlichen Wurzel schrieb man Urkräfte zu. Sie wurde als Schutz- und Potenzmittel verwendet und dafür als Amulett um den Hals getragen.

Gut zu wissen: Löwenzahn ist der Ginseng Europas
Löwenzahn ist als Heilpflanze eine Kostbarkeit. Die große Kraft der Wurzel faszinierte auch den Begründer der Makrobiotik, Georg Oshawa, der sie als »Ginseng des Abendlandes« bezeichnete. Er lehrte, dass man dort, wo Löwenzahn wüchse, keinen Ginseng aus Asien importieren müsse. Seitdem ist der Löwenzahn als heilsames Nahrungsmittel in der makrobiotischen Ernährungslehre etabliert.

Seelische Wirkung der Blütenessenz

Auf der emotionalen Ebene klärt Löwenzahn unruhige Gefühle. Er bringt Licht in die Tiefen und reinigt Schlacken alter Bitterkeiten, die auf der Seele liegen. Die goldgelbe Blüte hilft, Traurigkeit, die von gescheiterten Projekten kommen kann, hinter sich zu lassen. Sie schenkt Mut, es immer und immer wieder neu zu versuchen. Ihre innewohnenden Spiralkräfte, die in den sich aufrollenden Enden der Stengel und in den sich drehenden Flugsamen als Pflanzensignatur sichtbar werden, aktivieren auch unsere inneren Drehkräfte. Sprudelnder Flow darf sich jetzt in deinem Leben verwirklichen. Wer länger mit dieser feinstofflichen Pflanzenkraft arbeitet, bemerkt, dass er mehr und mehr Boden unter die Füße bekommt. Ruhe und ein Handeln aus einer tiefen, vertrauenden Selbstverständlichkeit entwickeln sich.

Anwendung: Diese Blütenessenz sollte über einen Zeitraum von mindestens drei Wochen mehrmals am Tag eingenommen werden. Dafür einen Tropfen nach dem Essen unter die Zunge geben.

Wunscherfüller Löwenzahn

Löwenzahn galt zu allen Zeiten als eine magische Wunscherfüllungs-Pflanze. Dafür pflückt man vorsichtig eine Pusteblume. Dann denkt man an seinen Herzenswunsch und pustet die Samen kräftig in alle Winde. Darauf den Wunsch loslassen und das Universum Wunder wirken lassen.

Die Botschaft
des glücklichen Sommerkönigs:
»Wage, Großes zu wünschen!«

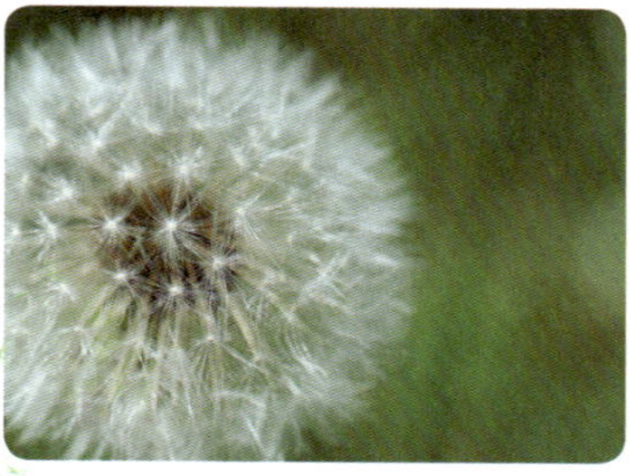

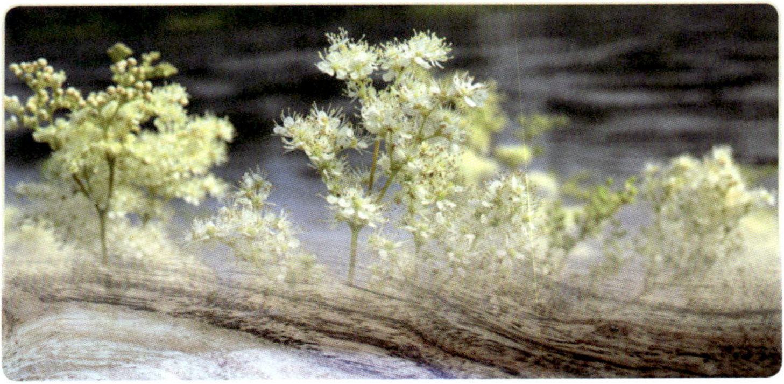

Das Mädesüß ~ Mit dem Herzen hören

Heilendes Pflanzenwissen für unsere Zeit

Es heißt, dass im Mädesüß in jeder Blüte eine kleine Elfe sitze. Im Hin- und Herwiegen schenken sie ihre Lieder dem Wind. Dieses Pflanzenwesen umwirbt dich: Öffne dein Herz und deine Ohren für die Weisheit der Natur. Lausche und lerne. Alles spricht: Die Pflanzen, die Tiere, das Wasser und die Steine. Es ist die Sprache der Herzen, der Heilung und der Liebe. Es ist auch deine Sprache, denn du bist ein Wesen der Natur. Diese Heilpflanze verbindet dich mit den Stimmen der Natur, damit du deine eigene Stimme im Chor der Schöpfung erklingen lassen kannst.

Das Mädesüß ~ *Filipendula*

Das Mädesüß kommt in den Alpen in Höhenlagen bis zu 1400 Metern vor. Die Staude mag feuchte Böden. Ein kräftiger Wurzelstock verankert die Pflanze fest im Boden. Ihre weißgelben

Blütenrispen öffnet sie vom Juni bis in den August. Jetzt zeigt sich, warum sie auch den Namen »Wiesenkönigin« trägt, denn ihre hohen Blütenstände ragen weit über die Gräser hinaus. Die Blüten erfüllen im Sommer die Luft mit einem unverwechselbaren Duft, eine Mischung aus Vanille, Honig, Marzipan und Myrrhe. Sie locken Tausende von Bienen, Schmetterlingen und anderen Insekten an. Sie ist eine wichtige Bienenspeise und trägt deshalb die Namen *Immenkraut, Beieli Chrut* und in England *Honey Sweet.* Früher rieben die Imker mit ihren Blüten die Bienenstöcke aus, damit die Völker sich schnell einlebten und nicht wanderten. Andere Volksnamen für diese Pflanze sind auch *Wiesengeißbart*, *Spierstaude* und *Rüsterstaude.*

Doris' Rezept **für Mädesüß-Sirup: Ein süßer Elfentraum**

Drei bis vier Handvoll frische Mädesüß-Blüten leicht abschütteln (nicht waschen!). Klein zupfen und in ein Glas geben. Dazu ein Kilo Kristallzucker, ein Liter Wasser, eine unbehandelte Zitrone in Scheiben geschnitten, 15 Gramm Zitronensäure. Dann achtundvierzig Stunden stehen lassen und wiederholt umrühren. Den Saft abseihen und kurz aufkochen lassen. In dunkle Flaschen abfüllen und kühl lagern.

Pflanzenheilkunde der Alpen

Mädesüß enthält einen hohen Anteil an Salicylsäure. Die Tinktur wirkt schmerzlindernd, krampflösend und stimmungsaufhellend. Bevor man den Wirkstoff des Aspirins künstlich synthetisierte, stellte man Schmerzmittel aus Mädesüß her.

Mädesüß wird bei Migräne, Kopfschmerzen und Menstruationsbeschwerden eingesetzt. Die Salicylsäure wirkt leicht anti-entzündlich und kann bei Erkältungskrankheiten Gliederschmerzen lindern und das Fieber senken. Verwendet werden die Blüten, die als Tinkturen oder getrocknetes Pulver zu beziehen sind. Die Blütenrispen werden zum Trocknen auf Leinen über Tücher aufgehängt, damit die herunterfallenden Blüten aufgefangen werden können.

Rezept: **Mädesüß-Tee**

Ein traditioneller Tee, der bei Fieber, Kopfweh und Erkältungskrankheiten beruhigend wirkt. Ein Teelöffel Blüten mit 200 ml kochendem Wasser übergießen und sieben Minuten abgedeckt ziehen lassen. Abgießen. Die empfohlene Tagesdosis liegt bei zwei Tassen.

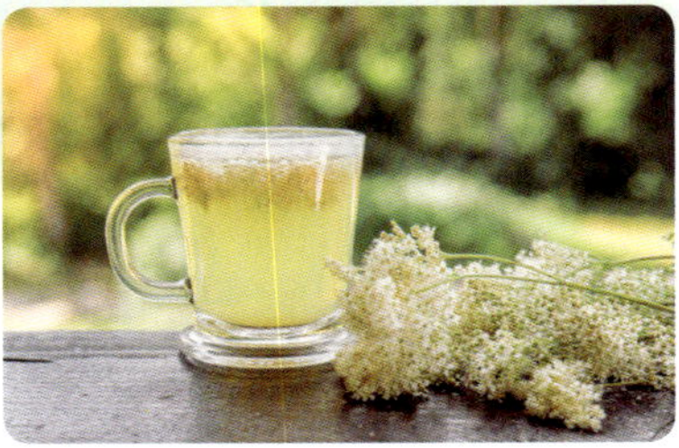

Gut zu wissen: Mädesüß als verbindender Friedensstifter und Liebespflanze

Es heißt, Mädesüß ziehe alles Gute magisch an. In England pflanzt man sie in Gärten, um freundliche Naturgeister anzulocken. Die Festhallen zu Shakespeares Zeiten wurden mit ***Honey-Sweet*** geschmückt. Königin Elisabeth I. ließ ihre persönlichen Räume im Sommer jeden Tag mit frischen Mädesüß-Blüten ausstreuen, ***»da sie die Sinne erfreuen und das Herz glücklich machen«.*** Das Liebeskraut solle auch den richtigen Partner magisch anziehen. Man flocht es in die Brautkränze. Auch Freundschaften und Friedensabkommen unter Stämmen wurden mit einem Trank des Frieden stiftenden Mädesüß besiegelt. Dafür kochte man die Pflanze in Wein oder vergor sie im Met.

Tipp: Mädesüß ist ein wunderbares Gewürz. Sein Geschmack und Duft erinnern an Vanille, Marzipan, Mandeln und Honig. Es eignet sich für Süßspeisen wie Backäpfel, oder man kann es in Kuchen, Waffeln und Plätzchen backen. Bitterer Tee bekommt eine liebliche Note und wird genießbar mit diesen Blüten. Du kannst die Blüten auch zu einem Pulver zermörsern und dann ganz einfach einen Blütenzucker herstellen. Zum Verschenken gib noch etwas getrocknete Vergissmeinnicht- und Rosenblüten hinzu.

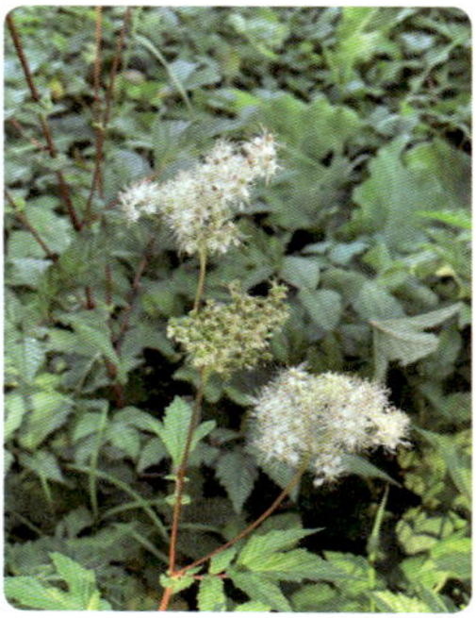

Seelische Wirkung der Blütenessenz

Feinstofflich zeigt das Mädesüß seine ganze Lichtkraft: Die Sonnenpflanze wischt mit ihrem hellen Licht Schwarzmalerei, Ängste vor Misserfolg und Mutlosigkeit hinweg. Sie stärkt das Urvertrauen und schenkt hochsensiblen Menschen die Fähigkeit des Unterscheidungsvermögens. Mädesüß lehrt, dass jeder seine eigenen Erfahrungen machen muss. Du kannst anderen Menschen nicht ihre Last abnehmen. Überdenke deine alten Verpflichtungen neu. Vielleicht hast du dir etwas zu viel aufgeladen? Lerne, deine Grenzen neu zu definieren und deine Bedürfnisse besser zu verstehen. Nimm dir das Recht, flexibler zu sein. Empfange mit offenen Armen, was du dir immer gewünscht hast, ohne Angst zu haben, dass die Folgen zu schwer zu tragen seien.

Mädesüß fördert Intuition und prophetische Träume

Du suchst nach Antworten in deinen Träumen? Dann nimm eine frische Blüte mit in die Nacht. Bitte dein Unterbewusstsein, dir einen Traum zu senden, der einfach und klar zu verstehen ist und den du am Morgen gut erinnerst.

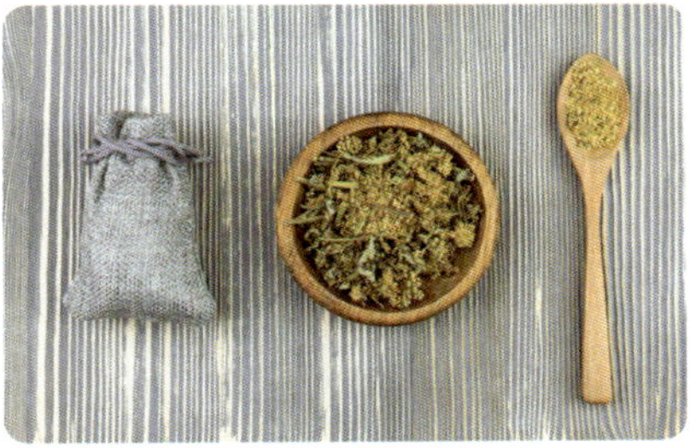

Tipp:

Bewährt haben sich Schlafkissen, die mit getrockneten Mädesüßblüten gefüllt sind. Ebenso wirksam ist auch die Mischung von Mädesüß mit Zirbenspänen als Kissenfüllung.

Legenden

Die Kelten zählten dieses Kraut zu den drei heiligsten Pflanzen. Die Legende berichtet, dass die keltische Göttin Cerridwen einen Zaubertrank aus Mädesüß braute, der ihrem Sohn die Kraft der fließenden Sprache und einer schönen Singstimme schenken sollte. Der Zaubertrank verlieh ihm weit mehr. Er erhielt die Zauberkraft, mit seiner Stimme und seinem Gesang die Herzen der Menschen zu heilen. Er wurde der berühmteste Barde seiner Zeit.

Die Botschaft

Die Sängerin der Wiesen ermutigt dich:

»Singe dein Lied im großen Gesang der Schöpfung.«

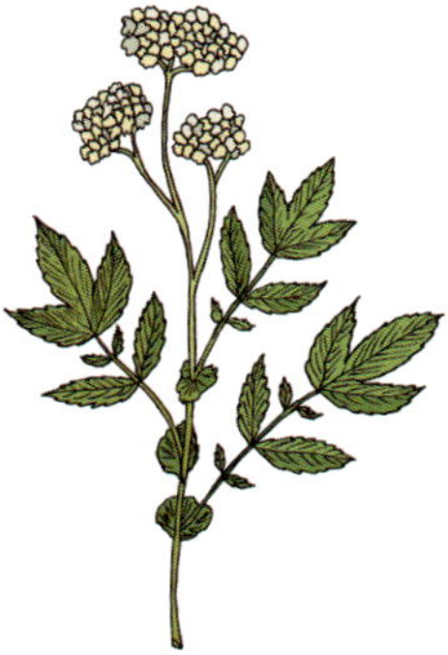

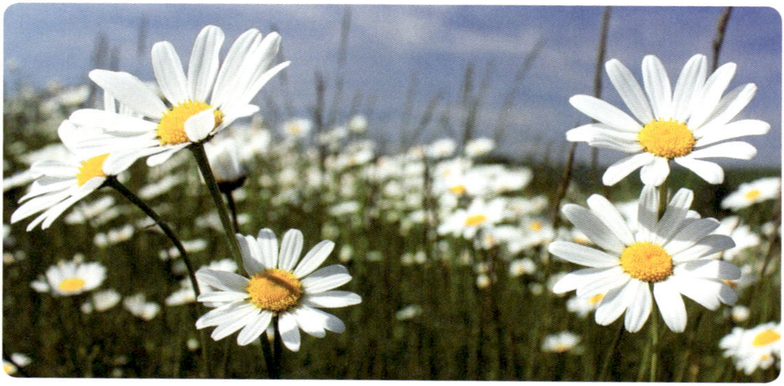

Die Margerite ~ Frohsinn

Heilendes Pflanzenwissen für unsere Zeit

»Hier bin ich!« Dein inneres Kind kommt mit dieser Kraftblume direkt in die Mitte deines Lebens. Deine Lebensfreude und mutige Verspieltheit dürfen dein Handeln begleiten. Die Himmelssonnen der Margeriten berühren dein Herz. Du erinnerst dich, wer du wirklich bist, und kannst dich zu deiner wahren Größe aufrichten. Die Stimme deines Schutzengels wird wieder hörbar.

Zur Margerite ~ *Leucanthemum vulgare*

Die heimische Wiesen-Margerite ist eine typische Pionierpflanze und wächst gerne auf trockenen, mageren Almwiesen. Auch auf Fels- und Schuttfluren ist sie zu finden. Sie ist hart im Nehmen und kämpft sich durch Geröllfelder durch. Deshalb ist sie immer ein Symbol der Hoffnung. Die Staude wird bis zu siebzig Zentimeter hoch und blüht von Juni bis Oktober. Sind die Wiesen gemäht, breitet sie sich gerne in Gruppen aus, daher stammt ihr zweiter Name *Wucherblume*. Es gibt zweiundvierzig Margeritenarten – davon wächst die Alpen-Margerite in Höhen von 1600 bis 3800 Metern.

Pflanzenheilkunde der Alpen

Die Blüten der wiederentdeckten alten Heilpflanze sind ein gutes Mittel gegen Lungenleiden, Husten- und Hustenkrämpfe. Sie haben eine beruhigende Wirkung auf die Schleimhäute. Sie lindern leichte Verbrennungen und wirken adstringierend, zum Beispiel bei Zahnfleischentzündungen. Die Blüten werden vorwiegend als Tee getrunken. Die Wiesen-Margerite verfügt über ätherische Öle und Cinerin, Pyrethrin, Jasmolin, Tannine sowie Harze.

Tipp: Spricht diese Pflanze dich an, so kannst du dir ein Bild von ihr aufhängen. Außerdem sind Margeriten wunderschöne Stauden im Garten und auf deinem Balkon. Du kannst sie dir auch als Blumenstrauß in dein Leben holen.

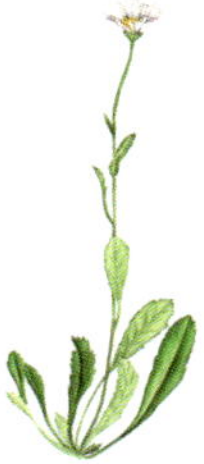

Seelische Wirkung der Blütenessenz

Margeriten sind im seelischen Bereich begleitende Heiler für Verletzungen der Gefühlswelt des inneren Kindes. Dort, wo Traurigkeit und Ängste aus der Kindheit verkapselt im Körpergedächtnis schlummern, bringen die Himmelssonnen der Margeritenblüten Erleichterung und Zuversicht. Gefühle von Kälte, Verlorenheit und alten Grolls wandeln sie in ein sonniges Grundvertrauen. Hilfreich ist diese Blütenessenz für Menschen, die Trauernde begleiten oder fremde Trauer vom Partner tragen und öfters von Nacken- und Schulterverspannungen geplagt sind. Hier die Tropfen pur auf die Verspannungen geben.

Brauchtum

Margeriten sind Symbole der Sonne und der Lebensfreude. Sie werden seit Urzeiten in die Kränze der Frauen eingeflochten, die zur Mittsommerwende die Naturkräfte in den alten Ritualen ehrten. Auch in die Sonnenwendbüschel für Haus und Hof bindet man Margeriten. Als Liebesorakel kennen wir die Blüten der Herzenssonne: *»Er liebt mich, er liebt mich nicht«*, fragt man die Margerite und zupft dabei ihre Zungenblüten ab. Die letzte Zungenblüte gibt den Verliebten die ersehnte Antwort.

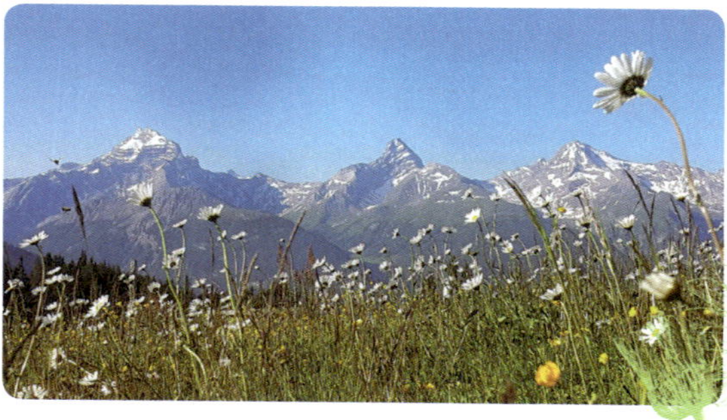

Die Botschaft der Wiesenkönigin:

»Du bist ein Kind der Freude. Richte dich zu deiner ganzen Größe auf und öffne deine Sinne.«

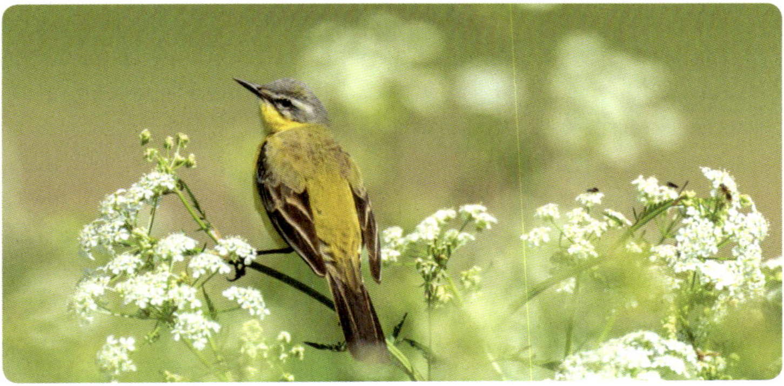

Die Meisterwurz ~ Meisterschaft

»Wer in einer Kunst zum Meister geworden ist,
braucht keine Regeln mehr.«

Arturo Graf (1848-1913)

Heilendes Pflanzenwissen für unsere Zeit

Meisterwurz hat die Kraft, Teufelskreise zu durchbrechen. Das Heilkraut stärkt dein Selbstvertrauen. Diese Heilpflanze ist eine »Meisterin«, die deine Innere Meisterin aktiviert. Meisterwurz hilft, ungesunde Gewohnheiten und Wiederholungsmuster aufzulösen. Um Teufelskreise zu durchbrechen, braucht es dein ganzes Selbstbewusstsein. Erinnere dich an das Licht deiner Seele. Schaue, in welchen Bereichen deines Lebens du bereits ein Meister bist, und nutze deine Fähigkeiten zum Wohle aller. Für Meister gelten keine Regeln mehr, und du kannst beginnen, wirklich frei Neues zu schaffen.

Die Meisterwurz ~ *Peucedanum ostruthium*

Die Meisterwurz ist eine reine Alpenpflanze. Sie wächst von 800 bis auf 2000 Metern Höhe. Es sind ihre dicken braunen Wurzeln, die in der Heilkunde verwendet werden. Die Pflanze wird bis zu einem Meter hoch. Meisterwurz wächst meist in Gruppen. Sie bildet im Spätsommer dichte weiße Blütendolden mit zarten Sternchen aus. Alle Pflanzenteile verströmen einen aromatischen Duft, der an Sellerie erinnert. Die idealen Erntezeiten sind das frühe Frühjahr und der späte Herbst. Die geernteten Wurzeln werden gewaschen und dann im Schatten getrocknet. Die wichtigsten Wirkstoffe sind Bitter- und Gerbstoffe, ätherische Öle, Cuanine und Harz.

Achtung

Am besten Produkte im Handel erwerben, da die Pflanze Ähnlichkeiten mit anderen giftigen weißen Doldenblütlern hat.

Pflanzenheilkunde der Alpen

Meisterwurz ist ein Bestandteil der traditionellen Bitterschnaps-Mischungen. Sie wird seit Jahrhunderten als Tonikum für die Verdauungsorgane verabreicht. Man verwendete die Wurzeln in alkoholischen Auszügen und Auskochungen in Wein. Bei Halsschmerzen gurgelte man mit diesen Tinkturen. Man schrieb der Wurzel auch die Heilkraft zu, bei Vergiftungen, die früher häufig vorkamen, das *»Gift aus dem Leib zu ziehen«*. Meisterwurz-Pulver gab es zu diesem Zweck in jeder Hausapotheke. Die Alpenbewohner litten häufig an Lungenbeschwerden, vor allem dort, wo sie in Bergwerken arbeiteten. Hier behalf sich die Volksmedizin mit Meisterwurz und setzte sie bei Verschleimung der Atemwege und Tuberkulose ein, daher auch ihr Volksname *Schwindwurz*. Meisterwurz hat fiebersenkende und entzündungshemmende Eigenschaften. Die Bergbauern des

Walsertals kauten bei aufkommenden Erkältungen ein Stück Wurzel. Das Medizinbuch *New Kräuterbuch*, aus dem Jahre 1588, rät zur Steigerung der Fruchtbarkeit eine *»in Wein gesottene Mischung aus Meisterwurz und Melisse«.*[*]

Gut zu wissen: Das Wundermittel gegen die Spanische Grippe

Während der Spanischen Grippe brachte Kräuterpfarrer Johann Künzle sein ganzes Dorf ohne einen einzigen Todesfall durch die Pandemie. Eines seiner erprobten Heilmittel war die tägliche Einnahme von einem Teelöffel voll Meisterwurz-Pulver in Rotwein. Heute würde man das Pulver viel vorsichtiger dosieren, da es Reizungen hervorrufen kann.

Altes Wissen der Alpen: Gegen die Ansteckungsgefahr

Der große Arzt Paracelsus riet seinen Kollegen bei Krankenbesuchen, wenn eine schwere Erkrankung vorlag, dem Patienten ein Stück Meisterwurz zum Lutschen zu geben, damit der Arzt sich nicht anstecke. Der Arzt selbst sollte ein Stück Harz vom Weihrauchbaum kauen.

Tierisches zur Meisterwurz: Ruhe für nervöse Pferde

Nervöse Pferde oder auch junge Tiere, die angelernt wurden, rieb man früher hinter den Ohren mit etwas Meisterwurz-Blättern ein. Der stark aromatische Geruch beruhigte die Tiere, so dass sie gelassener im Geschirr gingen.

Seelische Wirkung der Blütenessenz

Meisterwurz-Blütenessenz schenkt Klarheit und Schutz, stärkt den Rücken und ermutigt, gesunde Risiken für die eigene Sache einzugehen. Sie stärkt den 7. Sinn, wann der richtige Zeitpunkt zum Handeln ist, und begleitet Menschen, die zu schnell ihr Licht unter den Scheffel stellen. Es sind oft hochbegabte, kreative

---

* Tabernaemontanus: *New Kräuterbuch,* Nikolaus Basse, Frankfurt 1588.

Köpfe, deren falsche Bescheidenheit sie immer wieder scheitern lässt. Hier leitet sie die Phase einer neuen Sichtweise auf die eigenen Begabungen und Fähigkeiten ein. Die Blütenessenz über einen längeren Zeitraum (mindestens vier Wochen) einnehmen.

Vergessenes schamanisches Alpenwissen

Alte Kräutersammler nutzten Techniken, die wir heute aus dem Schamanismus der amerikanischen Traditionen kennen. Neun Wurzelstücke der Meisterwurz trug man bei hartnäckigem Husten, wie Keuchhusten, einige Zeit um den Hals. Beim Umhängen der Kette sprach man noch einen Heilreim und bekreuzigte sich. Nach einigen Tagen gab man die Wurzelkette in fließendes Wasser und schaute, wie sie wegschwamm. Das sogenannte »Wegschwemmen« ist bei seelisch bedingten Krankheiten auch heute eine effektive Technik.

Brauchtum

Viele Bewohner der Alpen arbeiteten als Wanderhändler, führten Karawanen von Reisenden über die Alpenstraßen oder arbeiteten als Soldaten. Als Schutz vor den Gefahren auf Reisen und zur Stärkung des Mutes im Krieg trugen sie gesegnete Amulette der Wurzeln um den Hals.

Die Botschaft

Der Meister der Berge spricht:

»Ich bin eine Quelle der Wunder für andere.«

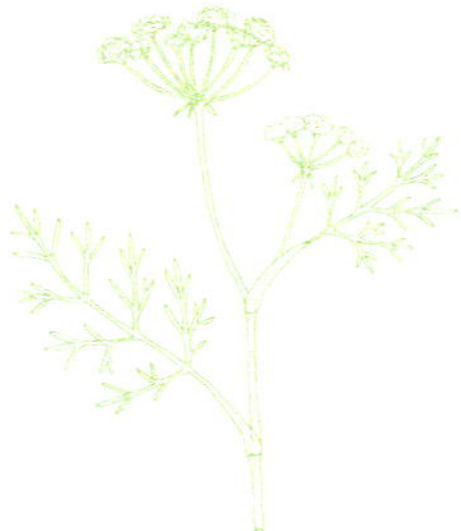

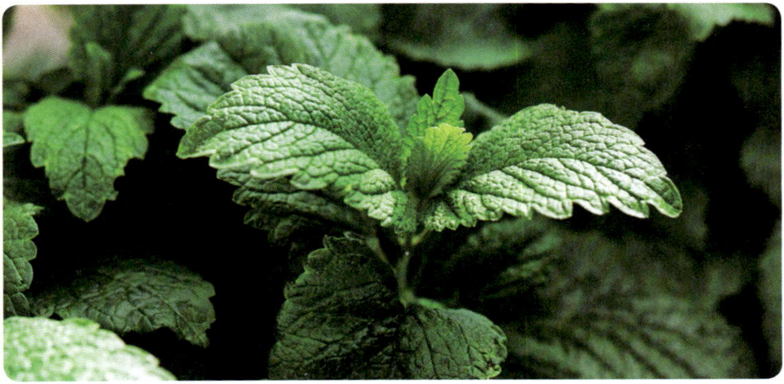

Die Melisse ~ Sonnenwonne

»Innerlich genossen, macht die Pflanze fröhlich und erheitert das Herz.«
Hildegard von Bingen

Heilendes Pflanzenwissen für unsere Zeit

Es heißt: *»Dort, wo Melissen blühen, feiern Elfen Hochzeit.«* Melissenkraft trägt Freude in dein Leben. Sie lehrt dich: Du bist zur Freude bestimmt. Freude ist Lebenskraft. Suche Freude und finde sie im pulsierenden Licht deines Herzens. Lasse dieses Licht aus deinem Innersten erstrahlen und deine Mitwelt erhellen.

Rezept: Geballte Sonnenkraft für den Winter

Wenn die Tage dunkler werden oder das Leben arg an den Nerven zerren möchte, dann gilt: Trinke regelmäßig Melissentee. Du kannst pro Tasse einen Faden Safran dazugeben und den Tee noch mit etwas Blütenhonig süßen. Melisse in Kombination mit Safran ist ein hervorragendes Mittel nach Krisen und Schocks, gegen leichte Depression und bei drohenden Nervenzusammenbrüchen. Der Tee hilft, sein inneres Gleichgewicht wiederzugewinnen. Safran ist ein sehr effektives Mittel bei Traurigkeiten aller Art und wird in der Naturheilkunde als Depressionsprävention verschrieben.

Die Melisse ~ *Melissa officinalis*

Die Melisse wanderte vor über zweitausend Jahren aus Osteuropa ein. Sie wurde in den Klostergärten vermehrt, was ihr den Namen »Pfaffenkraut« einbrachte. Karl der Große (747-814) verordnete per Dekret, dass auf allen seinen Ländereien Melisse angebaut werden sollte. Heute hat sie ihren festen Platz in den Bauerngärten der Berge. Überall auf den Alpenwiesen ist die Melisse über die Jahrhunderte ausgewildert. Die ausdauernden Stauden werden dreißig bis siebzig Zentimeter hoch und wachsen bis auf 1500 Meter. Sie haben vierkantige Stengel und reinweiße oder weißgelbliche Lippenblüten. Die Blütezeit ist von Juni bis September.

Ernte und Aufbereitung: Die Melisse muss vor dem Blühen geerntet werden. Mit der Blüte verlieren die samtigen Blätter ihren charakteristischen Duft. Man hängt die Stengel zum Trocknen auf oder trocknet sie schonend bei vierzig Grad im Ofen. Das ätherische Öl wird durch Wasserdampfdestillation der ganzen Pflanze gewonnen und ist überaus kostbar.

Rezept: **Der gute Geist der Bischofsmütze**

Zutaten: Ein großer Bund Melisse, ein walnussgroßes Stück frischer Ingwer, eine Bio-Zitrone, zwei TL frisch gemahlene Koriandersamen, zwei TL getrocknete Angelikawurzel (Apotheke), ½ TL Kardamompulver, je zwanzig Gewürznelken und Pfefferkörner, 1/3 TL geriebene Muskatnuss, 750 ml Wodka oder Doppelkorn. Zum Ansetzen ein großes Bügelglas.

So wird es gemacht: Die Blätter vorsichtig vom Stengel abzupfen und reinigen. Nicht waschen. Die Zitronenschale reiben oder mit dem Zitronenschaber abziehen, Ingwer mit Schale waschen und in dünne Scheiben schneiden. Alle Zutaten in das Ansatzglas geben und mit dem Alkohol übergießen. Das verschlossene Glas gut acht Wochen an einen warmen, dunklen Ort stellen und möglichst oft schütteln. Dann alles durch ein Tuch abseihen und in Flaschen füllen. Anwendung: Ein bis drei Mal täglich einen TL unverdünnt oder mit der doppelten Menge Wasser einnehmen. Hilft bei innerer Unruhe, Nervosität, Wetterfühligkeit, Schlafstörungen und Völlegefühl oder einer beginnenden Erkältung.

Pflanzenheilkunde der Alpen

Melisse als Hausmittel wird bei Gallen-, Leber- und Magenleiden, meist in Form von alkoholischen Auszügen oder Kräuterschnäpsen, verwendet. Das ätherische Melissen-Öl wirkt körperlich antiviral, blutdrucksenkend, hormonell ausgleichend und krampflösend. Es wird deshalb bei Verletzungen wie Blutergüssen und Prellungen eingesetzt. Hilfreich ist es außerdem bei Schwindelgefühlen, die von Kopf- und Herzbeschwerden herrühren. Regelmäßige Anwendungen von Pflanzenauszügen sollen nervöse Herzen kräftigen. *»Das beste Kräutlein für das Herz«*, sei die Melisse, so Matthiolus (16. Jahrh.), der Hofarzt von Kaiser Maximilian: *»Melissen hat ein trefflich gute Art / damit sie das Herz sterket und erquicket / insbesondere so es in der Nacht beängstigt wird / pochet und die Ruhe störet.«*[*] Die Melisse sei auch ein Frauenkraut, so Hildegard von Bingen, die es *Binsuga* = »Bienenauge« nennt. Es hat – wie wir heute wissen – einen harmonisierenden Einfluss auf den Zyklus der Frauen und beruhigt Reizzustände. Es wurde vor der Geburt eingesetzt und gehört zu den Kräutern, auf die man Gebärende bettete.

---

* Siehe Pietro Andrea Matthioli, *New Kreuterbuch*. Prag 1563.

Gut zu wissen: Zum berühmten *Klosterfrau Melissengeist*
Das Universalmittel *Klosterfrau Melissengeist* wurde zuerst vom Orden der Karmeliter in Paris im Jahr 1611 hergestellt. Es hieß anfänglich »Karmelitergeist« und gelangte als Geheimmittel zu Berühmtheit. Als die Truppen Napoleons 1826 das Kloster auflösten, floh die Karmeliterin Maria Clementine Martin nach Köln und begann dort, das *»ächte Melissenwasser«*, das wir unter dem Namen *Klosterfrau Melissengeist* kennen, herzustellen.

Seelische Wirkung der Blütenessenz

»Melisse macht froh und stärkt die Lebensgeister«, schrieb der große Arzt der Antike, Avicenna (980-1037). Die Essenz hilft, innere Gelassenheit und Ausgeglichenheit zu finden. Sie stärkt uns, Vergebung zu üben, alte nicht geheilte Konflikte anzupacken und dann loszulassen. Sie ist ein Herzensheiler, der sanft alten Kummer transformiert, so dass du dich wieder für ein liebevolles Miteinander öffnen kannst.

Übung: Vergebung schenken

Schreibe auf kleine Zettel die Namen einiger Menschen, denen du nicht verzeihen kannst – weil sie dir Schlimmes angetan haben und immer wieder in deinen Gedanken kreisen. Lege diesen Zettel unter eine Vase mit einem großen Strauß Melissenkraut. Bitte das Pflanzenwesen der Melisse, deine Herzenswunden zu heilen. Denke dann einfach nicht mehr daran und lasse alles los. Wenn das Kraut verblüht ist, alles zusammen (Zettel mit Pflanzen) wegwerfen. Dieses uralte Ritual hilft – auch wenn es langsam geht. Du kannst das Vergebungsritual wiederholen.

Gut zu wissen: Melisse ist eine Heilerin von Herzensleid

»Legt mir auf's Haupt Melissen, meine Träume sind so wild.«
Martin Greif (1839-1911)

Melisse als Essenz oder Öl ist das Mittel der ersten Wahl bei schwerem Liebeskummer. Avicenna empfahl das Kraut bei einer *»Verwirrung des Herzens«* und bei unerwiderter Liebe. Die harmonisierende Wirkung der Melisse beruhigt auch die nervöse Überaktivität, die eigentlich eine tiefe Trauer überdeckt. Das Kraut bringt Workaholics wieder auf den Boden und lehrt die »Kunst der Pause«.

Tierisches zur Melisse: Eine Freundin der Bienen

Die Melisse gilt als »Freundin der Bienen«. Die Melisse war in der Antike der Göttin Demeter und ihrer Tochter Persephone geweiht, deren Priesterinnen »Melissen« (griechisch: *Melissai*) oder auch »Honigbienen« hießen. Heute wird die Melisse von den Imkern wiederendeckt. Sie ist eine ideale Bienenweide, darauf weisen ihre Namen *Bienensaug, Immenkraut, Immenblatt* oder *Honigblume* hin. Zudem enthält sie einen Duftlockstoff (Pheromon), der Bienen anlockt. Schon die alten Römer rieben ihre Bienenstöcke mit Melissenkraut aus.

Die Botschaft

Die Melissenfee spricht:

»Lebe herzverbunden.«

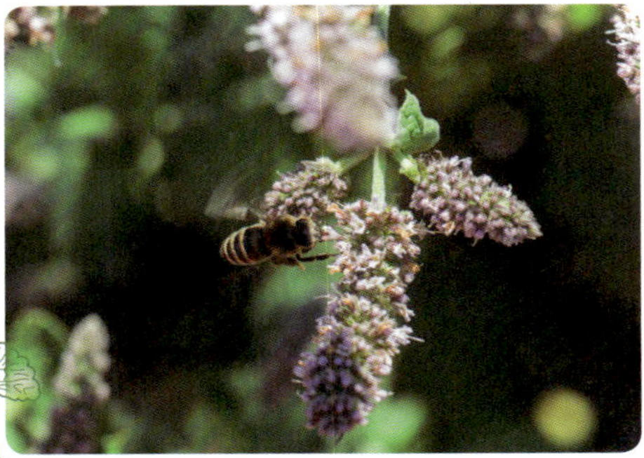

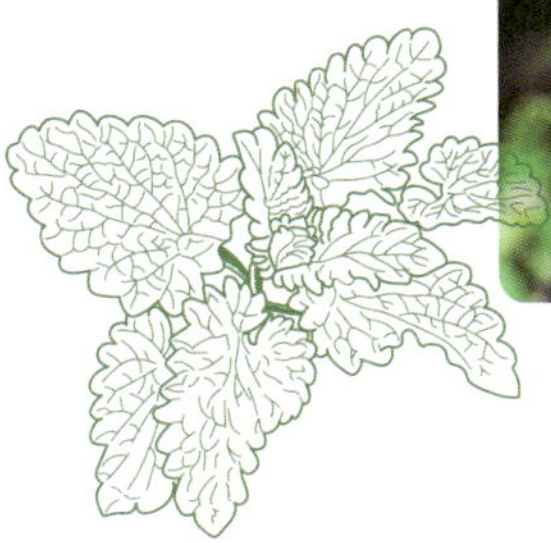

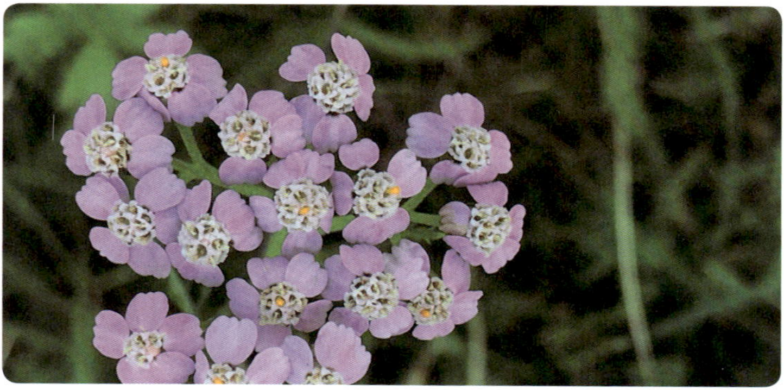

Die Schafgarbe

Harmonie zwischen Gegensätzen

Heilendes Pflanzenwissen für unsere Zeit

Die ganze Kraft der Sterne der Milchstraße goss Mutter Natur in diese Heilpflanze. Ihre Blüten sind weiße Sterne und ihr Pflanzen-Öl ist blau. Die Schafgarbe darf uns erinnern, dass wir alle Wesen der Milchstraße sind.

Tiefen Ausgleich bringt diese edle Heilpflanze dort, wo Spannungen und gegensätzliche Meinungen uns im Alltag verzweifeln lassen. Die Schafgarbe schafft Raum in einer Welt der Polaritäten. Schafgarbe schützt vor Bevormundung und Übergriffen aller Art. Sie heilt Menschen, die sich wiederholt ausgegrenzt fühlen. Schafgarbenkraft bringt die schnörkellose Klarheit: Das bist du! Bleib dir selbst treu. Du bist einmalig und genau richtig. Handele seelenverbunden im Einklang mit Mutter Natur.

Zur Schafgarbe ~ *Achillea moschata*

Schafgarben wachsen gerne auf Alpenwiesen und sind noch ganz oben im Gebirge zu finden. Hier wachsen die kleinen Iva-Arten der hochalpinen Schafgarbe. Sie gehören zu den wirksamsten und haben einen stark würzigen Duft. Der Name *Schafgarbe* bedeutet *»Das Kraut, das Schafe heilt«*, denn der Wortteil »garbe« leitet sich ab vom althochdeutschen Wort *garvon* ab und bedeutet »Heilen«. Auch die anderen Volksnamen wie *Wundheiler, Soldatenkraut* und *Beilhiebkraut* weisen auf die große Heilkraft hin. Schafgarben wachsen zwar auf Wasseradern, mögen aber gerne trockene Böden. Man sammelt im Hochsommer die Blüten mit etwas Kraut.

Rezept: Kraft im Frühling

Sobald im Frühling die Schafgarbe ihre ersten zarten grünen Federblätter zeigt, kann man sie abzupfen und als gesunde, frische Beigabe in den Frühlingssalat oder in eine Frischkäsezubereitung tun. Schafgarbe gehört in die »Grüne Neune«, die berühmte Frühlingskräutersuppe. Richtig angewandt, ist es ein angenehmes Gewürz, das bei der Verdauung fetter Speisen hilft. In der Tiroler Region werden fettige Fleischgerichte, Eintöpfe und Gänsebraten gerne mit Schafgarbe zubereitet.

Pflanzenheilkunde der Alpen

Traditionell ist die Schafgarbe ein Kraut für Frauen. Ein altes Schweizer Sprichwort der Alpen sagt: *»Schafgarb' im Leib, tut gut jedem Weib.«* Kräuterpfarrer Johann Künzle wurde nicht müde, auf die Heilkraft dieses Krautes hinzuweisen: *»Und wirklich sollte sich jede Frau einen Vorrat an Schafgarbe anlegen, denn ihre Heilkräfte stärken die Eingeweide, die inneren Schleimhäute und die Unterleibsorgane, sie beheben Krämpfe, zu starken Blutfluss, regulieren die Periode. Bei Frauenleiden ist deshalb eine längere Kur mit Schafgarbentee angezeigt.«**

* Künzle 2018 S. 110.

Die Schafgarbe enthält eine Fülle guter Wirkstoffe, darunter Bitterstoffe, Flavonoide, ätherische Öle und verschiedene Mineralien, besonders Kalium. Der Wirkstoff Azulen im ätherischen Öl wirkt zudem antiviral, antibakteriell, entzündungshemmend und krampflösend. Die Nierenfunktion wird durch den hohen Kaliumgehalt angeregt, so dass Schafgarbentee auch gerne begleitend für Reinigungskuren im Frühjahr und Herbst getrunken wird.

Vergessenes schamanisches Alpenwissen

Einige der Heilpraktiken erscheinen heute fremd. Sie sind im Bereich der seelischen Medizin durchaus wirksam gewesen, zumal sie oft mit Heilgebeten angewendet wurden. Der »Kräutler« empfahl, bei Rückenschmerzen eine ganze Schafgarbenpflanze auf den Rücken zu binden. Die Schmerzen gingen auf die Pflanze über, und diese gab man anschließend in ein fließendes Gewässer und sah ihr beim Wegtreiben zu. Aus diesem Grund heißt die Schafgarbe auch »Unseres Herrgotts Buckelkraut«. Heute darf eine Blüte der Schafgarbe, am Wanderrucksack angesteckt, die Last auf dem Rücken leichter machen.

Rezept: Schafgarbentee

Diesen Tee kann man als regelrechte Verjüngungs-Kur bezeichnen. Man trinkt über mehrere Wochen abends eine Tasse vor dem Einschlafen. Der Blutreinigungstee beruhigt auch die Nerven. Er wurde früher kleinen Kindern, die nachts Albträume hatten, gegeben. Hierzu überbrüht man einen Teelöffel getrocknete Schafgarbenblüten mit kochendem Wasser in einem Becher. Fünf Minuten abgedeckt ziehen lassen und mit Honig süßen.

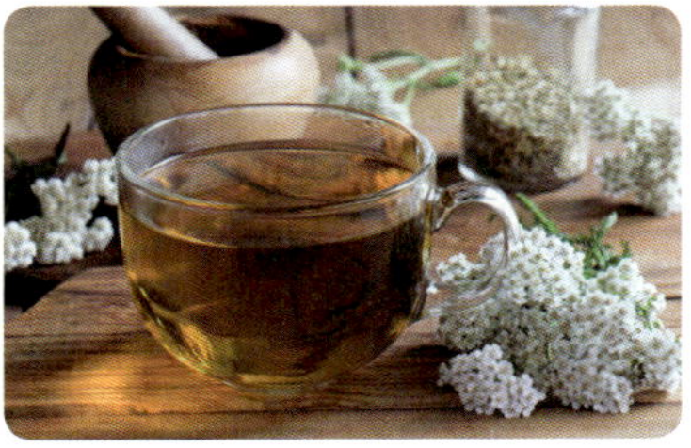

Achtung

Schafgarbentee nicht in der Schwangerschaft trinken!

Tierisches zur Schafgabe: Hilfe und Schutz für die Haustiere

Die »alten Kräutler«, die Kräuterkundigen, wussten so manchen Rat. Sie rieten den Bauern, ihre Kühe auf der Alm, aber auch die Pferde, Ziegen und Hunde mit Büscheln von Schafgarben abzureiben. Dadurch würden die Tiere tagelang von lästigem Ungeziefer verschont.

Rezept: Zwischen Heiß und Kalt die neue Mitte finden

»Viel Unheil würde den Frauen erspart,
wenn sie ab und zu einmal nach der Schafgarbe greifen.«

Kräuterpfarrer Johann Künzle

Schafgarbe trägt von der Pflanzensignatur die Heilkräfte des Harmonisierens in sich. Ihre Blüten sind immer geöffnet, bei Sonne und Regen, Tag und Nacht. Die Schafgarbe wirkt als Heilmittel balancierend auf die Hitzewallungen der Menopause. Ein wirksames, in Vergessenheit geratenes Mittel sind die sogenannten »Wechselbeutel«. Getrocknete Blüten in kleine Leinensäckchen füllen und die Beutel an Bändchen zwischen den Brüsten tragen. Die alten Kräutler sammelten zu diesem Zweck die Blüten bei heißem Wetter im vollen Sonnenschein zur heiligen Mittagszeit. Dies soll alten Quellen zufolge selbst in schweren Fällen lästige Wallungen gestoppt haben.

Seelische Wirkung des ätherischen Öls und der Blütenessenz

Schafgarbe in der Schwingungsmedizin schafft einen heilenden Schutzraum. Von hier aus kann man objektiv die Umwelt beobachten. Die Schwingung dieser Pflanze gleicht einem Ordnungshüter: Sie trennt Dunkles, Belastendes und Ungesundes ab und setzt gesunde Grenzen. Das ätherische Öl ist eine kleine Kostbarkeit. Der Farbstoff Azulen macht die Flüssigkeit blau. Azulen ist nicht nur ein Schmerzmittel auf körperlicher Ebene, sondern heilt auch die blauen Flecken im feinstofflichen Körper.

Kräutermärchen

»Iss die Pflanze mit Haut und Haarn, und du wirst gesund«, sagte ein guter Berggeist in einem Osttiroler Märchen zu einem alten, schwerkranken Mütterlein und zeigte auf eine Schafgarbe, die am Wegesrand stand. Das alte Mütterlein befolgte treu den Rat und verlor alle ihre Beschwerden. Viele dieser »Kräutermärchen« waren Teil der Geschichten, mit dem die Kräutersammler hausieren gingen.

Rezept: **Lebe seelenverbunden!**

Diese Ölmischung unterstützt deine Intuition, eignet sich gut zum Meditieren und für alle, die sich für eine tiefe Seelenverbundenheit öffnen möchten.

1 Tropfen Schafgarben-Öl
6 Tropfen blauer Lotos absolue
4 Tropfen Muskatellersalbei-Öl
in 10 ml Mandel-Öl in einen Roll-On geben.
Auf das Hals-, das Scheitel- und Stirn-Chakra auftragen.

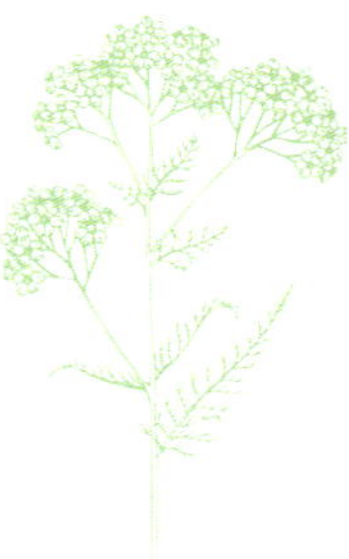

Die Botschaft der Sternenkönigin:

»Lebe seelenverbunden.«

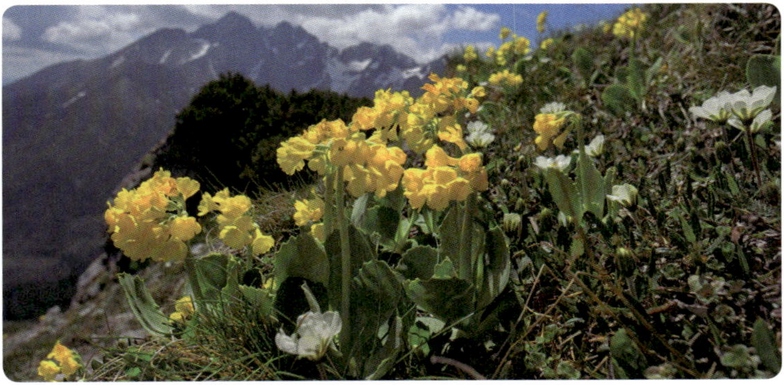

Die Schlüsselblume ~ Leichtigkeit

Heilendes Pflanzenwissen für unsere Zeit

Hörst du die Glocken der Berge? Hier erklingt ein uraltes Lied, das von der Schönheit der Natur und der Liebe ihrer Geschöpfe singt. Die Frühlingsblume lädt dich zum Tanz der Leichtigkeit ein. Jetzt ist deine Zeit! Richte dich zu deiner wahren Größe auf. Schenke deinen Seelenwünschen einen breiten Rücken und starke Flügel. Lasse sie im Aufwind mit den zarten Glockenklängen aufsteigen und sich für alle sichtbar entfalten. Tritt handelnd voll erfüllter Dankbarkeit in die Welt.

Zur Schlüsselblume ~ *Primula auricula l.*

Die große Familie der Schlüsselblumen kommt ursprünglich aus der Bergwelt der Alpen. Sie alle gehören zur Gattung der bei uns beliebten bunten Frühlingsprimeln. In den Alpen wachsen mehrere Schlüsselblumenarten, von denen die Aurikel (*Primula auricula*) die bekannteste ist. Die robuste Bergschlüsselblume ist eine Staude mit den typisch ohrenförmigen Blättern, denen sie ihren

Namen verdankt: *Auricula* heißt auf lateinisch »kleines Ohr«. Volksnamen sind: *Bärenöhrli, Himmelsschlüssel, Auritzel, Fräuli-Schlössli* und *Petriblume*. Die Bergschlüsselblume ist bis auf Höhen von 2900 Metern zu finden und liebt Kalkstein, Geröllfelder, Felsspalten und Schutt. Ihre immergrünen, fleischigen Laubblätter haben eine Wachsschicht, die als Schutzschild fungiert.

Aufgepasst

Alle Schlüsselblumen sind streng geschützt!

Achtung

Giftig! Alle Pflanzenteile sind leicht giftig!

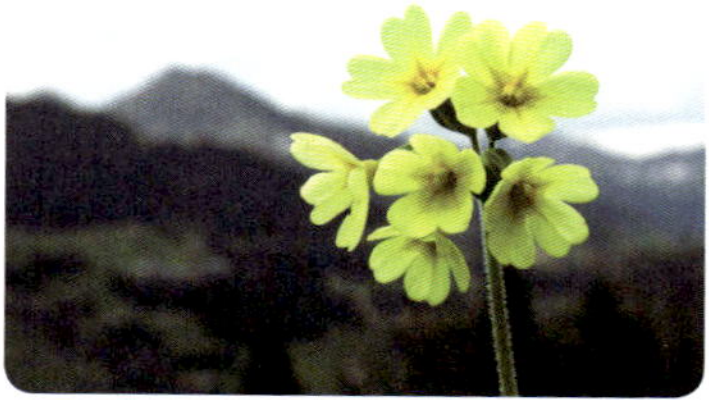

Tipp: **Gute Laune für dein Zuhause**

Vom Frühling bis in den Sommer hinein gibt es in Blumenläden alle möglichen Sorten von Schlüsselblumen zu kaufen. Darunter finden sich auch immer häufiger die seltenen Aurikeln, kenntlich an den dickeren Blättern. Die Farbpalette der Schönheiten ist groß. Die Schlüsselblumen dürfen dir im Garten, auf dem Balkon oder in der Wohnung Spender von Heiterkeit sein. Sie sind fröhliche Erinnerung an die Leichtigkeit des Seins und möchten dich ermuntern, öfters tiefer Luft zu holen und dabei zu lächeln.

Pflanzenheilkunde der Alpen

Immer galten Schlüsselblumen in der Volksmedizin als ein erprobtes Heilmittel bei Schwindel. Wilderer, Hirten und Händler, die gefährliche Pässe überquerten, steckten sich die Blüten als Schutz vor Abstürzen an den Hut und an die Geschirre ihrer Maultiere. Kräuterkundige Ärzte wie Hieronymus Bock (1498-1554) verschrieben gebranntes Schlüsselblumenwasser bei Schwindel und Schlaganfällen. Schlüsselblumenextrakte empfahl auch Hildegard von Bingen. Sie fand in dieser Pflanze ein Heilmittel für Menschen, die durch Schicksalsschläge ihr Herz verschlossen hatten. *»Das Himlsluzele ist warm, und es hat seine ganze Grünkraft von der Intensität der Sonnen. Daher unterdrückt es die Melancholie im Menschen.«*[*] Früher verwendete man die Wurzeln und Blüten der Schlüsselblume aufgrund ihrer schleimlösenden Eigenschaften, vor allem bei Lungenkrankheiten wie Tuberkulose und chronischer Bronchitis.

Der Gründervater der Homöopathie, Samuel Hahnemann (1755-1843), nannte die Aurikel *Paralysis*, was sich vom griechischen Wort für »Lähmung« ableitet. Für ihn befreite die Aurikel von Lähmungen, Kopfschmerzen und Schwindel, die durch Fremdenergien und ungesunde Gedanken hervorgerufen werden. Er setzte den Frischpresssaft zum Spülen für Lähmungen der Zunge und im Stottern ein. Für einen Hustentee werden die Wurzeln mit Fenchel und Anis zu gleichen Teilen gemischt.

Gut zu wissen: Neue Aufgaben für alte Heilpflanzen

Heute sind die Heilkräfte der Schlüsselblume fast vergessen. Nur eine kleine Gruppe Kräuterkundiger verwendet die Pflanze noch. Dabei hat sie eine offizielle Anerkennung der Heilwirkung in die sogenannte Positivmonografie der europäischen Kommission E.[**] erhalten. Im Zuge der Covid-Nachsorge darf sie eine neue Rolle bekommen: bei Menschen, die mit Kopfschmerzen, Schwindelanfällen und Husten zu kämpfen haben.

* Siehe Hildegard 2007, S. 496

** Als *Kommission E* wird eine Expertenkommission bezeichnet, die im Jahr 1978 vom Bundesgesundheitsamt ins Leben gerufen wurde und bis 1995 tätig war. Sie überprüfte die pharmazeutische Qualität, Wirkungen, Nebenwirkungen und Wechselwirkungen nach wissenschaftlichen Kriterien. Den untersuchten Pflanzen wurde anschließend ein positiver oder negativen Steckbrief zugeordnet.

Seelische Wirkung der Blütenessenz

Diese Essenz darf die Nummer Eins sein, wenn es darum geht, seelische Phasen vorübergehender Orientierungslosigkeit liebevoll zu begleiten. Im Hin und Her der vielen Informationen kann uns zwischendurch auch schwindelig werden. Dann darf für heute gelten: Gehe Schritt für Schritt, ohne große Entscheidungen zu fällen.

Frage dich, wo dir dein Leben durch Krisen die Sprache verschlagen hat. Wo hat fremder Groll dich gelähmt und verstummen lassen? Die Schlüsselblume beseitigt alte Verletzungen, die Hemmnisse auf deinem Lebensweg sind. Sie räumt alte Kränkungen, fehlende Würdigung und Verwirrung aus dem Weg. Dort, wo man dir deine kreativen Kräfte raubte und dir deinen spielerischen Ausdruck nahm, bringt die Berührung mit der Schlüsselblume die Freude am schöpferischen Spiel zurück. Als Kraftblume verbindet dich die Schlüsselblume wieder mit deiner Seelenenergie. Das göttliche Kind in dir beginnt zu spielen. Die Freude am Gestalten, dein Interesse und die Faszination am Neuen kommen wieder zurück.

Rezept: **Erfrischungsspray für neue Arbeitsfreude**

Gib fünf Tropfen Schlüsselblumenessenz in 100 ml Hydrolat aus weißer Rose. Dieses Spray ist eine Wohltat für alle, die computermüde sind und das Gefühl haben, ratlos am falschen Arbeitsplatz zu sein. Mehrmals täglich rundum Kopf und Hals sprühen. Das erfrischt die Gesichtshaut und schenkt neuen Mut und Durchhaltevermögen.

Brauchtum und Legenden

Es wird erzählt, dass einst dem Heiligen Petrus, dem Hüter des Himmelstors, sein goldener Schlüsselbund auf die Erde fiel und in tausend Stücke zersprang. Aus den kleinen Splittern wuchsen die schönsten Schlüsselblumen hervor. Jedem, der sich im Frühling an den *Himmelsschlüsseln* von Herzen erfreut, dem wird ein Stück Himmel auf Erden geschenkt.

Im Mittelalter nannte man die Schlüsselblumen *Herba Sancti petri* oder *Petrusschlüssel.* Da diese Blume vom Himmel fiel, hält sich bis heute der Glaube, sie helfe bei Schwindel. Seiltänzer tragen die Blume seit Jahrhunderten als Amulett. Sie hoffen, auf diese Weise sicher ihre Balance zu halten.

Immer galt die schöne Blume auch als »Herzschlüsseli«. Die jungen Männer pflückten früher kleine Sträußchen, die sie ihrer Liebsten als Zeichen ewiger Liebe schenkten. Der Bündner Name *Fräuli Schlössli* rührt daher. Detlev von Liliencron (1844-1909), ein Lyriker des Naturalismus, fand in der *Aurikel* eine feurige Blume, die unruhigen Herzen und wilden Kriegern für einen kurzen Moment das Glück des Friedens schenkt: *»Wer je die Flamme umschritt, bleibe der Flamme Trabant! Schmück dir Schwert und Schmerz hin und wieder mit Aurikeln und bekränze auch dein Herz.«*

Die Botschaft

Das Königskind der Almwiesen jubelt:

»Tanze – Lebe – Lache!«

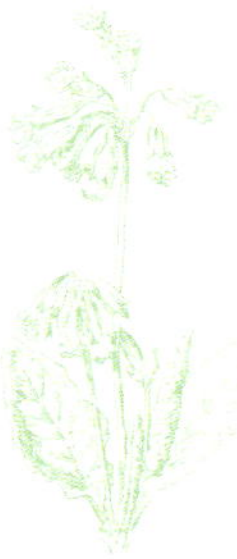

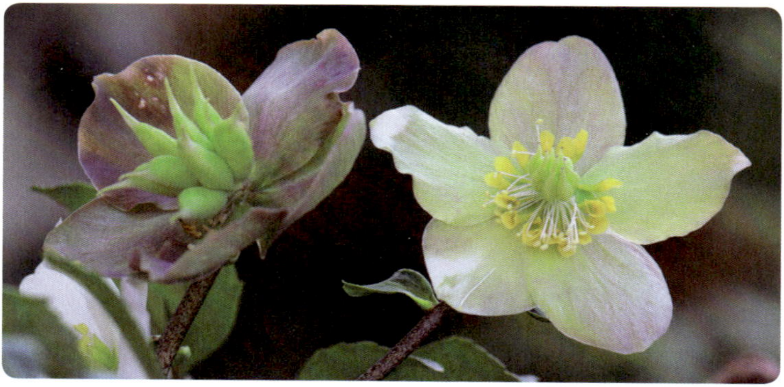

Die Schneerose ~ Hoffnung und Wunder

Heilendes Pflanzenwissen für unsere Zeit

Inmitten des Winters, mitten im Schnee, blüht die Schneerose. Sie ist seit Urzeiten ein Symbol der Hoffnung, der Auferstehung und des Neubeginns. Sie symbolisiert das Weihnachtswunder. Mit ihrem Blühen beginnt eine neue Zeit. Das Licht wird im Dunklen geboren. Das Gute hält Einzug in diese Welt. Ihre Heilkraft bringt die entscheidende Veränderung. Wende deinen Blick ab von all dem, was nicht gut ist in deinem Leben. Stattdessen konzentriere dich bewusst auf das, was gut und schön ist. Lebe im Flow positiver Synchronizitäten. Lade viele große und kleine Wunder in dein Leben ein.

Zur Schneerose ~ *Helleborus niger*

Schneerosen leben konträr zur übrigen Natur. Im Spätherbst, wenn die Natur sich zurückzuziehen beginnt, entwickeln sie ihre Blütenknospen. Am Tiefpunkt des Sonnenstandes öffnen sich ihre strahlend weißen Blüten mit ihrem mittleren Kranz in leuchtendem Sonnengelb. Die meisten Giftpflanzen senken ihre Blüte zur Erde, diese Blüte schaut uns an. Zart duftet sie süß nach Rose, ein Lockmittel für frierende, hungrige Insekten. Ihre Blüten können aufgrund einer chemischen Reaktion, die bei Frost einsetzt, große Kälte unbeschadet überstehen. Andere Namen der Schneerose sind *Christrose*, *Winterrose*, *Schwarzer Nieswurz* und *Feuerkraut*. Aus der schwarzen Wurzel stellte man früher Nießpulver her. Wir kennen heute die Christrose vor allem als Gartenpflanze, die es in vielen Farbvarianten gibt.

Achtung

Giftig! Diese Pflanze ist weniger für die Vase geeignet; denn ihr Schleim von den Schnittstellen ist giftig und kann Blasen und Hautauschlag hervorrufen.

Tipp: Schneerosen können im Winter als blühende Pflanzen deinen Garten oder den Balkon schmücken. Hier bringen die strahlend weißen Sterne mit dottergelben Punkten Sonne und Lebensfreude.

Inspiration für eine Seelen-Meditation

Ähnlich der weißen Lotosblüte ist die Christrose ein Sinnbild der Reinheit der Seele. Diese Blüte spricht direkt zu unserer Seele und erinnert uns: Das »Gift der Welt« kann nur auf der spirituellen Ebene überwunden werden. Die Christrose ist immer ein Symbol für die Hoffnung, die mit der Geburt Jesu als »Licht der Welt« uns allen zuteilwurde. ***»In der Welt habt ihr Angst, aber seid getrost. Ich habe die Welt überwunden«*** (Johannes 16,33).

Seelische Wirkung der Blütenessenz

Die Schneerose schenkt himmlische Ruhe in Lebensturbulenzen. Sie verbindet unser höheres Selbst mit unserem Körper. Die Schneerose ist als feinstoffliches Heilmittel ein Tausendsassa. Begleitend kann sie nach Burn-Out-Erkrankungen, bei Covid-Erschöpfungssyndrom sowie als Rekonvaleszenzmittel nach großen Krisen eingenommen werden. Seelisch wirkt sie außerdem bei depressiver Unruhe durch Überarbeitung, chronischen Trauerreaktionen, verselbstständigten Gedankenkarussellen, mahlender Selbstkritik und anderen Zerstörungsmustern. Ihr lichtes Schwingungsmuster der Reinheit duldet nichts Dunkles. Die Schneerose vertreibt alte eingenistete Fremdenergien. Sie hilft, das Erlebte zu integrieren, flexibler auf ein neues Umfeld zu reagieren und den blockierten Fluss der Liebe zu befreien.

Anwendung: In der Regel dreimal täglich einen Tropfen unter die Zunge geben; oder drei Tropfen auf ein halbes Glas Wasser über den Tag verteilt trinken.

Rezept: Schneerose und weißer Lotos

Zehn Tropfen der Blütenessenz in 100 ml weißes Lotoshydrolat. Das Spray als Aura-Schutz mehrfach täglich in die Aura sprühen.

Pflanzenheilkunde der Alpen

Die Schneerose ist eine sehr giftige Pflanze, die heute vor allem in der Homöopathie Anwendung findet. Das Wurzelpulver wurde traditionell verwendet, um Besessene und Fallsüchtige von bösen Krankheitsdämonen zu befreien. Dabei schnupfte man das Pulver. Die darauf folgenden heftigen Niesattacken sollten die eingenisteten bösartigen Geister und Dämonen aus Mark und Bein herauszwingen.

Die Pflanze geriet lange in Vergessenheit, wohl auch aufgrund ihrer Giftigkeit. Es war Paracelsus, der sie wiederentdeckte. Er fand in ihr eine Pflanze, die »das Gift der Welt« transformieren könne. Er schrieb in seinem *Herbarius*, dass ein Arzt, der allein diese Pflanze richtig zu gebrauchen wisse, genug der Heilkunst habe. Die Nieswurz entferne aus dem Leib, was nicht in ihm sein soll. Paracelsus schrieb weiter: *»Mehr Tugend und mehr Kraft ist in diesem Kraut, als alle Schriftsteller, die auf den Hohen Schulen gelesen wurden, jemals in Bezug auf das lange Leben geschrieben haben.«*

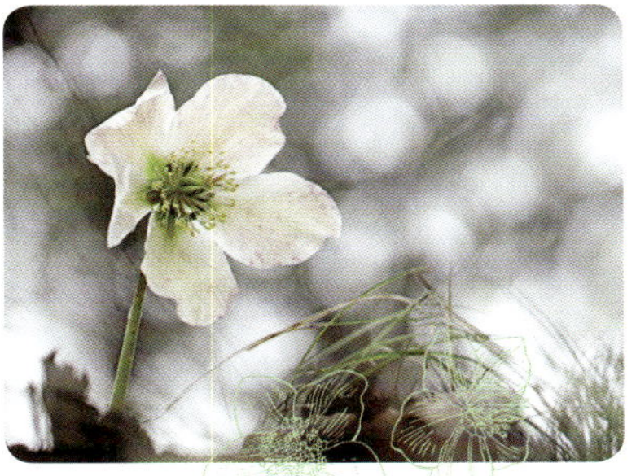

Brauchtum

Mit getrockneten Schneerosenbüscheln räucherte man die Häuser aus, wenn besonders hartnäckige Spukgeister ihr Unwesen trieben. Als Schutz hängte man gerne Büschel an den Kamin, damit hier keine bösen Geister in das Haus einfahren konnten.

Die Botschaft

Die Schneeprinzessin weiß:

»Lasse dich von den Wundern deines Lebens verzaubern!«

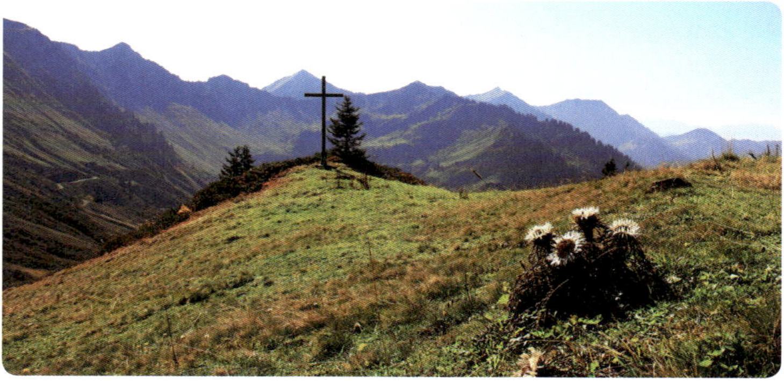

Die Silberdistel ~ Mut

Heilendes Pflanzenwissen für unsere Zeit

Silberdistelkraft erdet uns, wenn unsere Welt aus den Fugen geraten ist. Diese Heilpflanze beruhigt den feinstofflichen Körper. Sie schließt Löcher der Aura mit ihrem silbernen Glanz. Dort, wo sich eine große Verletzlichkeit hinter einer starken Fassade versteckt, harmonisiert dieses Pflanzenwesen die Energieströme. Wir finden wieder Mut Neues anzupacken.

Zur Silberdistel ~ *Carlina aculis*

Die Silberdistel wächst in Höhen auf bis zu 2800 Metern. Sie fühlt sich auf den Halbtrockenrasen der Almen wohl. Die Silberdistel blüht von Juli bis Oktober. Ihre Blätter wachsen als Bodenrosette um eine einzige mittlere Blüte. Eine tiefe Pfahlwurzel hält sie fest im Boden. Drohen Regen und Gewitter, schließen sie ihre Blüte, und die Regentropfen prallen an der glatten Unterseite ihrer strohblumenharten Hüllblätter ab. Daher stammt auch ihr Name *Wetterdistel*, da man an dieser Pflanze ablesen kann, ob es bald regnen wird. Andere Namen wie *Jägerbrot*, *Almkas*, *Wiesenkas* deuten darauf hin, dass man in ärmeren Gegenden ihren Blütenboden, ähnlich wie bei Artischocken, in Salzwasser kochte und aß. Silberdisteln gleichen den sogenannten »Steppenrollern«. Diese kennen wir aus den Steppen Amerikas. Bei der Silberdistel kann sich ihr Sporenboden ganz lösen. Dieser rollt dann über weite Strecken ins Tal. Dabei verteilt er nach allen Seiten seine silbernen Samen.

Pflanzenheilkunde der Alpen

Die Volksmedizin nutzte die Silberdistel als Stärkungsmittel. Früher sammelte man Silberdistelköpfe in der heiligen Johannisnacht. Sie sollten die berühmte »Neunmalkraft« besitzen, der man nachsagte, dass sie ihren Träger neunmal so stark werden lasse. Das Silberdistelpulver war lange Zeit ein gesuchtes Potenzpulver. Im traditionelle Rosspulver, einem beliebten Pferdeaufputschmittel der alten Tierhändler, war die Silberdistel ein Hauptbestandteil.

Aufgepasst

Die Pflanze steht unter Naturschutz!

Seelische Wirkung der Blütenessenz

Silberdistel als Blütenessenz bestärkt einen, die eigenen Grenzen besser wahrzunehmen und häufiger »Nein!« zu sagen. Sie hilft, sich in Gruppen abzugrenzen. Sie schenkt Urvertrauen, Schutz und Ruhe im Chaos. Silberdistel wendet Trauergefühle der Resignation und Wehrlosigkeit in ein selbstbestimmtes Handeln. Sie begleitet Übergänge in neue Lebensabschnitte (Umzug, Heirat, Geburt und Trennung) und bringt innere Zufriedenheit und Heiterkeit zurück.

Legenden

Der lateinische Name der Silberdistel *Carlina acculis* bezieht sich auf die Offenbarung ihrer Heilkraft in einem Traum Kaiser Karl des Großen. Die Pest war über das Land hereingebrochen und bedrohte die Menschen. Da erschien dem Kaiser ein Engel im Traum und befahl, am nächsten Morgen draußen einen Pfeil abzuschießen. Diejenige Pflanze, die der Pfeil treffen würde, würde den Menschen Heilung bringen. Der Pfeil traf eine Silberdistel – und das rettende Heilmittel war gefunden.*

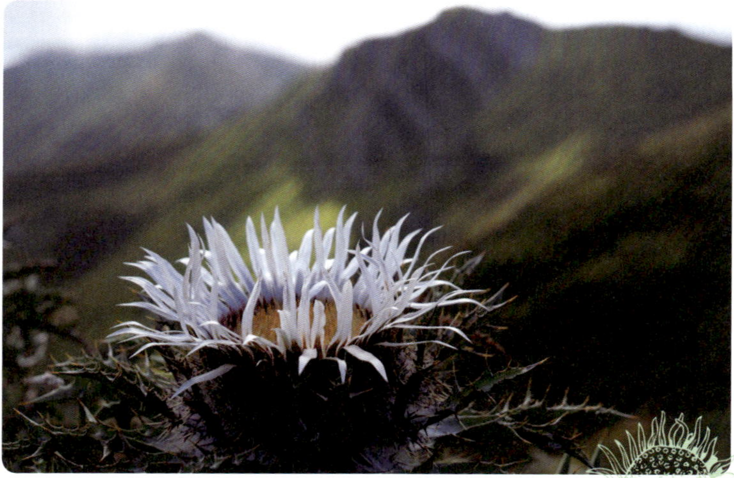

Die Botschaft des silbernen Bergkriegers:
»Wer wagt, gewinnt!«

* Siehe Marzell 2002

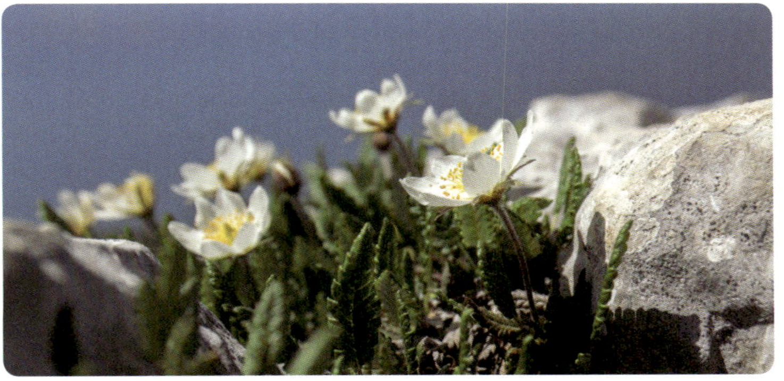

Die Silberwurz ~ Erfüllung

Heilendes Pflanzenwissen für unsere Zeit

Die Alpenschönheit schenkt dir Erfüllung. Sie fördert eine harmonische feinstoffliche Wahrnehmung. Silberwurz stärkt deine Nerven. Vor dem Schlafengehen getrunken, regt sie das Traumleben an. Hochsensiblen Menschen hilft die Silberwurz, ihre vielseitigen Eindrücke zu sortieren und klug zu nutzen. Silberwurz beglückt das Herz, und wir erfahren überall kostbare Momente der Dankbarkeit.

Zur Silberwurz ~ *Dryas octopetala*

Die Silberwurz ist ein Wahrzeichen der Flora der Hochalpen. Sie wächst von 1200 bis auf 2500 Metern. Die Pionierpflanze mag am liebsten Kalkgestein und gedeiht auf Hochwiesen und Schuttflächen. Sie liebt Geselligkeit und wächst gerne in großen Beständen. Oft wird sie nur fünf Zentimeter hoch und bietet Wind und Wetter wenig Angriffsfläche. Ihre leicht gezahnten Blätter sind auf der Oberseite grün, auf der Unterseite silbrig glänzend.

Die Blütezeit ist von Mai bis in den Juli hinein. Ihre weißen Blüten sind zauberhafte Schönheiten. Sie weisen acht Blütenblätter auf – eine Besonderheit in der Familie der Rosengewächse. Die Blüten fangen das Sonnenlicht mit ihrer leichten Schalenform ein, so dass es im Kelch um drei bis vier Grad wärmer als außen ist. Auf diese Weise lockt sie verfrorene Insekten zum längeren Verweilen in ihrer goldenen Mitte an. Ist sie verblüht, so bilden ihre langen Samenfäden charakteristische Schöpfe aus, die sich bei Feuchtigkeit eindrehen und bei Sonnenschein zu puscheligen Samenständen wieder öffnen.

Man darf sich von der kleinen Pflanze nicht täuschen lassen. Viele Stauden sind über hundert Jahre alt. Ihre Volksnamen weisen sie als Verbindungspflanze zu den guten Naturgeistern aus: Sie lauten *Bergnymphe*, *Waldgöttinkraut*, *Achtblattwaldnymphe* oder *Joch-Betunie*. Die Sammelzeit der Blätter und Blüten ist der Hochsommer. Man sollte die getrocknete Pflanze jedoch im Handel kaufen, da sie streng geschützt ist.

Rezept: **Der Kaiser unter den Alpenkräutertees**

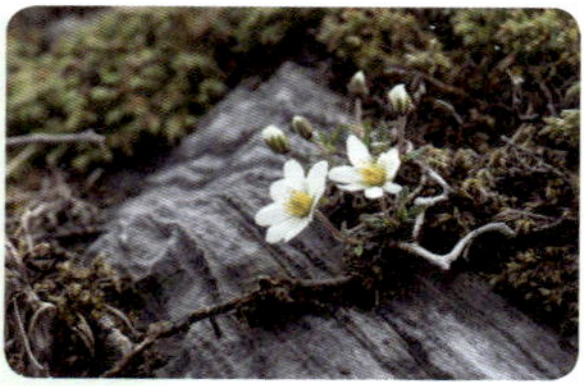

Den sogenannten Kaisertee (*Herba dryadis octopetalae*) trank man früher überall in den Alpen. Die Blätter der Silberwurz ergeben einen feinen Genusstee, der als schwarzer Teeersatz dienen kann. Kräuterpfarrer Johann Künzle empfahl ihn als *»gesundheitlich ausgezeichnet, weil er die Nerven stärkt«*. Sein Südtiroler Kollege Pfarrer Schwingshackl rät, diesen Tee vor dem Bergwandern zu trinken, denn er wirke wohltätig auf das Herz und schenke einen freien Atem.

Pflanzenheilkunde der Alpen

Silberwurz wird heute noch in den Bergtälern des Trento als herzstärkender Tee, der sogenannte »Heiligkreuztee«, viel getrunken. Die Wirkung der Silberwurz als vorbeugende Heilpflanze bei Herzproblemen ersten Ranges wurde durch Studien der Universität Mailand bestätigt.* Die Volksmedizin verwendete die Blätter, die reich an Bitterstoffen und Flavonoiden sind, außerdem bei Verdauungsbeschwerden und Durchfall. Der hohe Mineralgehalt der dicken, lederigen Blätter gleicht Mineralverluste aus. Auch als Hustentee, der antibakteriell und antiviral wirkt, hat sich die Heilpflanze bewährt.

Inspiration beim Bergwandern: Eine Bergfee als Führerin

Wenn du auf blühende Silberwurz beim Wandern triffst, ist das immer ein Geschenk. Du betrittst das Reich der Bergfeen. Fasse eine Blüte an und nimm einige tiefe Atemzüge. Atme die Energie der kleinen Blüte ein und fühle dabei Dankbarkeit. Atme dieses heilende Gefühl in alle Körperzellen und fühle dich naturverbunden. Wer weiß: Vielleicht begleitet dich eine Bergfee ein Stück weit deines Weges und zeigt dir die besonderen Schönheiten ihrer Region.

Seelische Wirkung der Blütenessenz

Silberwurzen-Energie begleitet dich über Schwellen, wenn du in deinem Leben neue Lebensabschnitte betrittst. Sie hilft dabei, in Riesenschritten vorwärtszugehen. Sie schenkt eine tiefe Verbundenheit mit deinem liebenden Seelenwesen. Sie bestärkt deine innere Kämpfernatur. Dort, wo du in Teufelskreisen gefangen bist, löst sie alte Fesseln, öffnet Türen und zeigt bessere Wege auf. Steckst du in einer Zwickmühle fest, dann bitte das Pflanzenwesen der Silberwurz, dir unter die Arme zu greifen. Silber-

---

* Colombo, M.L. et. al.: *Flavonol glycosides from Dryas octopetala,* Universita di Milano 1984.

wurz ermutigt dich: *»Komm, wir gehen ein Stück gemeinsam, bis dir wieder leichter wird.«* Die Essenz sollte über einen längeren Zeitraum von mindestens fünf Wochen eingenommen werden.

Brauchtum

Die Zukunft sehen – dafür verwendete man traditionell diese Pflanze. Beim Ritual nahm das »Kräuterweibl« die Blüte in die Hand, sprach ein Gebet und ließ dann das Pflanzenwesen in ihren Geist eintreten und durch sie sprechen.

Ein Sonnenwendbrauch versprach unverheirateten Frauen, ihren zukünftigen Gatten im Traum zu sehen. Dafür bereiteten sie sich einen Tee aus den schneeweißen Blüten und tranken ihn in der Johannisnacht.

Die Botschaft

Die weiße Alpenfee erinnert dich:

»Du bist ein Glückskind! Glückseligkeit ist deine wahre Natur.«

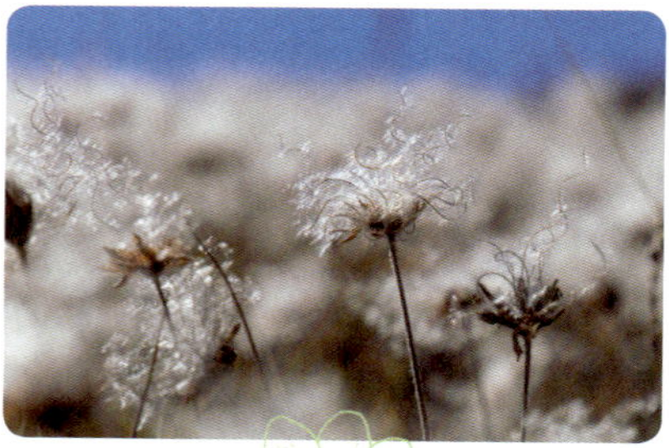

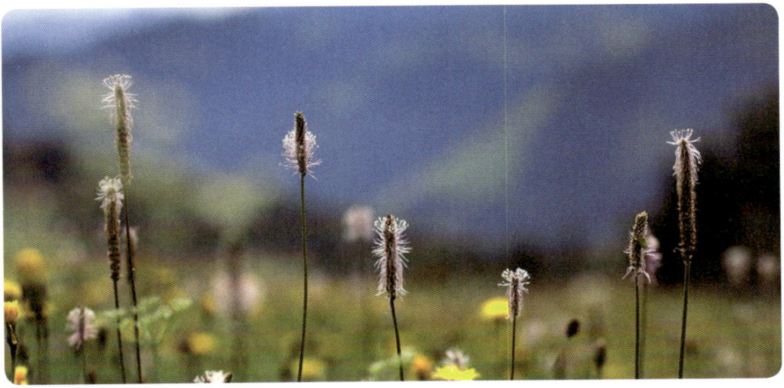

Der Spitzwegerich

~ Gehe beschwingt neue Wege!

Heilendes Pflanzenwissen für unsere Zeit

Dieser Überlebenskünstler begleitet Zeiten der Transformation. Er richtet dich auf, führt dich unbeirrt durch tiefe Täler der Verzweiflung und Trauer und bringt dich sicher dorthin, wo dein neuer Weg beginnt. Der Spitzwegerich ordnet die Gefühlswelt neu. Große Gefühle sind dort erlaubt, wo du dich mit Gutem, Liebevollem und Schönem verbindest. Du darfst dich ganz gesund, heil und glücklich fühlen.

Gut zu wissen: Eine Blaupause der natürlichen Ordnung

Die Indianer Nordamerikas wissen, dass das mächtige Pflanzenwesen des Spitzwegerichs die Erinnerung an den idealen Gesundheitszustand aller Geschöpfe bewahrt. Wie eine heilende Blaupause spiegelt diese Pflanze das Bild vollkommener Gesundheit auf unseren Körper. Die Zellen erinnern sich an ihren idealen Gesundheitszustand und richten sich von Krankheit auf Gesundheit aus.

Zum Spitzwegerich ~ *Plantago lanceolata*

Der Spitzwegerich wächst bis auf Höhen von 2000 Metern. Die lanzettförmigen Blätter können bis zu vierzig Zentimeter lang werden. Seine Blüten gleichen einer zylindrischen Ähre. Der Spitzwegerich ist ein absoluter Überlebenskünstler. Nach dem Mähen oder wenn er auf Wegen niedergetreten wurde, richtet er sich unbeirrt wieder auf. Darauf spielt sein Name an, der »König der Wege« bedeutet. Der Name »Spitzwegerich« leitet sich aus dem Althochdeutschen ab von *wega* = »Weg« und *rih*, was »König« bedeutet. Andere Volksnamen sind *Wegtritt*, *Heilwegerich* und *Spießkraut*. Blätter und Knospen sind eine gesunde Salatzugabe.

Pflanzenheilkunde der Alpen

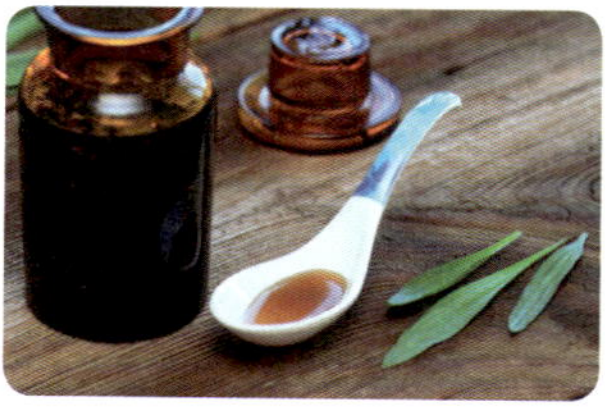

Traditionell wird der Spitzwegerich als Hustenmittel, bei Reizhusten und Katarrhen der Luftwege eingesetzt. Die enthaltenden Schleimstoffe wirken hustenreizlindernd. Seine Gerbstoffe sind antibakteriell und entzündungshemmend. Außerdem wirkt er blutstillend. Beliebt ist der Spitzwegerich als Hustensirup.

Wässerige Auszüge können bei juckenden Ausschlägen, leichten Verbrennungen und Sonnenbrand verwendet werden. Die Volksmedizin nutzt frische zerriebene Blätter als »Wiesenpflaster« bei kleineren Verletzungen und Insektenstichen.

Seelische Wirkung der Blütenessenz

Spitzwegerich vertreibt negative Gedanken, beruhigt und klärt den Kopf. Als Schwingungsmedizin unterstützt er Menschen in akuten und chronischen Erschöpfungszuständen. Im feinstofflichen Bereich schließt diese Pflanze Risse und Löcher in der Aura. Spitzwegerich ordnet große Gefühle neu und trainiert das Unterscheidungsvermögen, wenn fremde negative Gefühlswellen über einen kommen.

Altes Pflanzenwissen: Verjüngende Maikur

Eine Blutreinigungskur eines Wurzelsepps aus dem 19. Jahrhundert erlangte Berühmtheit und wird bis heute erfolgreich angewendet.[*] Die Kur beginnt am 1. Mai: Man isst ein frisches Spitzwegerich-Blatt, das man fein zerkaut. Am 2. Mai isst man dann zwei Blätter und am 3. Mai isst man darauf drei Blätter. Auf diese Weise fährt man bis zur Monatsmitte, dem 15. Mai, fort, an dem man dann fünfzehn Blätter isst. Dann verringert man die Dosis rücklaufend, bis man am 30. Mai wieder nur ein Blatt verzehrt. Diese Verjüngungskur reinigt den Körper und schenkt neue Kraft.

Brauchtum

Amulette aus Spitzwegerich-Wurzeln trug man gegen Kopfschmerzen um den Hals. Hierfür band man sich ein Stück Wurzel mit einem blauen Faden um den Hals. Später legte man mit dem Amulett auch die Schmerzen ab und brachte es ins ewige Gletschereis.

Die Botschaft des Königs der Wege:
»Schreite heiter munter weiter!«

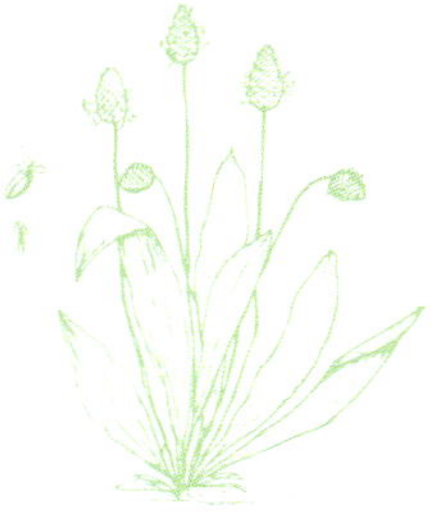

* Köstler, 1981, S. 98.

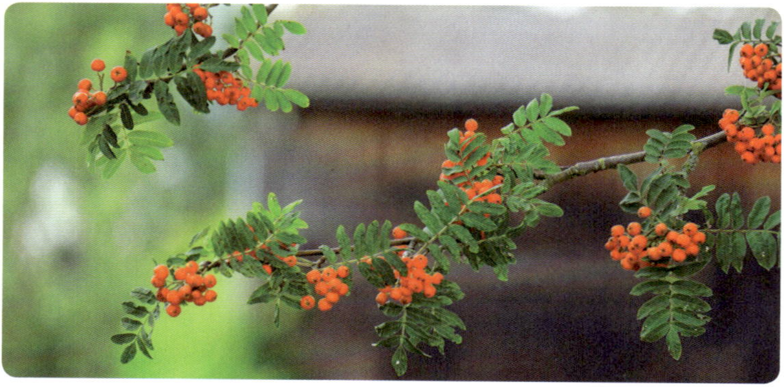

Die Vogelbeere ~ Folge deiner Intuition!

Heilendes Pflanzenwissen für unsere Zeit

Die Vogelbeere knüpft neue Verbindungen zu deiner Intuition. Vogelbeerenkräfte verbinden dich mit dem Heilwissen aus der Natur. Geballte Sonnenkraft trägt dieser Baum in dein Leben. Er erweckt deine Heilkräfte und lässt dich das lang ersehnte Licht am Ende des Tunnels sehen. Deine Intuition beginnt mit deinem innere Arzt, Heiler und Künstler zusammenzuarbeiten.

Zur Vogelbeere ~ *Sorbus aucuparia*

Dieser Baum berührt uns durch seine Schönheit: Im Herbst schmückt er sich mit rotorangen Beerendolden, deren Last die Äste in elegante Bögen legt. Die vor Lebenskraft strotzenden Vogelbeeren sind Pioniere und wahre Überlebenskünstler. Sie entfalten ihre üppige Pracht bis an die Baumgrenze. Ihre Wurzeln finden zwischen Felsen und auf Schuttflächen sichere Wege. Vogelbeeren können bis zu sechzehn Meter hoch werden und haben einen glatten, silbergrauen Stamm mit kleinen Poren. Die mattgrünen Blätter sind gefiedert lang. Sie gleichen denen der Esche, was ihr auch den Namen *Eberesche* einbrachte, der so viel wie »Falsche Esche« bedeutet. Früher verwendete man diese Beeren, um Singvögel zu fangen. Daher stammt auch der lateinische Name dieses Baumes, *Sorbus Aucuparia*, der sich ableitet von *aves capere*, was so viel bedeutet wie »Vögel fangen«.

Pflanzenheilkunde der Alpen

Dieser Baum steckt voller Gesundheit. Seine Früchte sind reich an Vitamin C, Provitamin A, Apfelsäure, Zucker und Pektin. Vogelbeeren können vielseitig genutzt werden. Am bekanntesten ist der Vogelbeerschnaps. Die Beeren werden auch gerne zu Kompott oder Marmelade verarbeitet. Bei der Ernte schneidet man die ganzen Fruchtstände ab. Zur weiteren Verarbeitung werden die Beeren abgezupft und danach zu Mus verarbeitet.

Es hält sich hartnäckig der Glaube, Vogelbeeren seien giftig. Ein Irrtum, der wohl daher kommt, dass die Beeren bitter schmecken. Schuld an der Bitterkeit ist die Parasorbinsäure. Beim Kochen und Trocknen der Beeren wird die Parasorbinsäure fast vollständig zerstört und verliert ihre Bitterkeit. Wer Vogelbeeren im Garten pflanzen möchte, dem sei die im Jahre 1810 im Altvatergebirge entdeckte *Mährische Eberesche* ans Herz gelegt, die kaum Bitterstoffe enthält und in Österreich ein beliebter Obstbaum geworden ist.

Seelische Wirkung der Blütenessenz

Diese Heilpflanze schenkt gebündeltes Sonnenlicht, dass gleich einem Strahl der Klarheit dein Leben mit neuer Lebenskraft versorgt. Vogelbeere begleitet ideal Erholungsphase und Kuren. Nach Überarbeitung, Krankheit oder einem Burn-out hilft sie, neue Kräfte zu tanken. Sie schenkt Zuversicht und lässt uns wieder berührbar werden.

»Wenn ich ein Stückchen Land besäße, ich würde mir ein kleines Wäldchen von Ebereschen pflanzen. Ein einziger der glühenden Bäume könnte schon das Glück des Spätsommers ausmachen und verklären. Ja, die Eberesche leuchtet in den Dezember hinein, täglich etwas dunkler werdend und zweighängerischer. Bis die letzte Koralle an der Dolde wartet auf die Schwarzdrossel, die sie aufpickt.«

Else Lasker-Schüler (1869-1945)

Brauchtum

Der »Baum des Lebens« symbolisierte für die Kelten die pulsierende Kraft der Fruchtbarkeit. Zweige der Eberesche wurden vielseitig in Ritualen verwendet, um Fruchtbarkeit zu übertragen. Erhalten haben sich Reste der keltischen Rituale, so im Brauch des »Kälberquickens«. Am ersten Maitag ging der Bauer vor Sonnenaufgang in den Wald und schnitt Ruten von der Vogelbeere. Mit dieser »Lebensrute« schlug er den einjährigen Rindern dreimal auf den Rücken und sagte das Verslein auf:

»Quick, quick, quick,
bring Milch wohl in den Strick (Euter):
Der Saft kommt in die Birken,
der Saft kommt in die Buchen,
das Laub kommt in die Eichen,
Quick, quick, quick.«

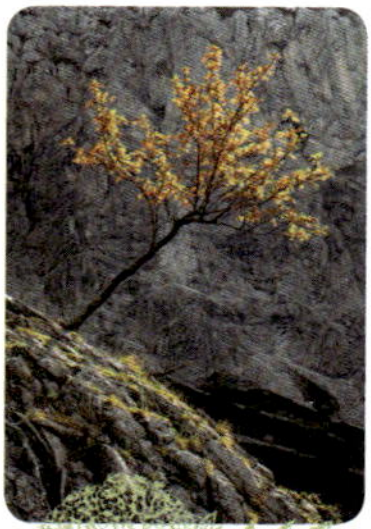

Der Zweig wurde danach als Glücksbringer über die Stalltür gehängt.

Die Botschaft des weisen Magiers:

»Deine Intuition wird dich sicher leiten!«

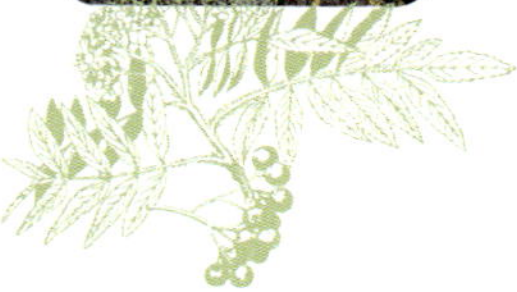

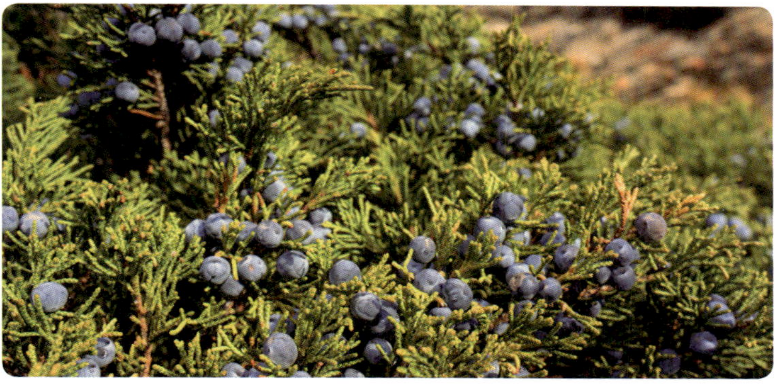

Der Wacholder ~ Steh' im Licht

Heilendes Pflanzenwissen für unsere Zeit

Er ist einer der stärksten Schutzbäume unserer Heimat. Würzig und kraftvoll duftet der Wacholder. Inmitten von Zeiten des äußeren Sturms schenkt er uns Stabilität, Reinigung und Erdung. Er begleitet Veränderungen und hilft, Stolperfallen sicher zu umgehen. Der Wacholder erinnert dich: Du bist ein Wesen des Lichtes. Lasse dein Licht scheinen.

Zum Bergwacholder ~ *Juniperus communis alpina*

Im Gebirge findet sich der niedrige, weit verzweigte Bergwacholder. Er begleitet die Menschen seit Jahrtausenden als Gewürz-, Schutz- und Apothekenpflanze. Der Bergwacholder kann ein biblisches Alter von bis zu 2000 Jahren erreichen. Er blüht von Ende April bis Juni mit getrennt geschlechtlichen, unauffälligen Blüten. Sind die weiblichen Blüten befruchtet, wachsen aus ihnen die begehrten Wacholderbeeren. Drei Jahre reifen die Beeren, bis sie blau-schwarz sind. Sie werden nach den ersten Frösten im Oktober und November gesammelt.

Rezept: Massage-Öl – Eine goldene Rüstung für Krieger des Lichts

Eine Handvoll frische Seitentriebe des Wacholders in 100 ml Mandel-Öl in einer Küchenmaschine zerkleinern. Mit zwei Gramm Safran drei Wochen ansetzen. Dann durch ein Tuch abseihen und in eine dunkle Flasche füllen. Ein gutes Massage-Öl, das wärmt und durchblutet. Nicht bei Nierenproblemen anwenden.

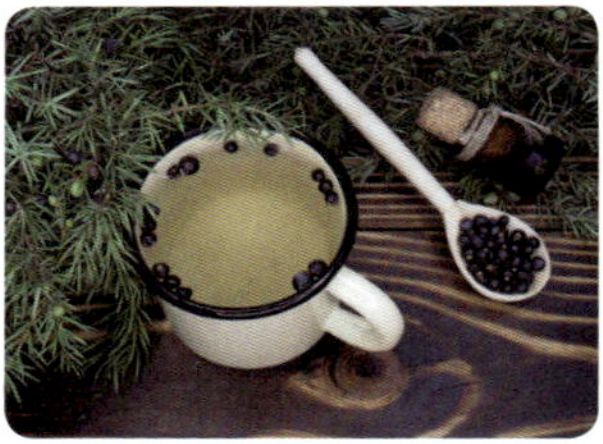

Pflanzenheilkunde der Alpen

In der Heilkunde werden die Beeren und das daraus gewonnene Öl verwendet. Wacholder-Öl wird für Massagen, Einreibungen und Bäder genutzt.* Das ätherische Öl der Beeren wirkt entwässernd. Es regt die Verdauung an und aktiviert den Stoffwechsel. Es hat krampflösende Eigenschaften und kann das Bindegewebe straffen. Einreibungen und Bäder können bei Muskelverhärtungen, Muskelkater, Gelenkschmerzen, rheumatischen Schmerzen oder Sehnenerkrankungen helfen.

Rezept: Filzmooser Tee zum inneren Wärmen

Zwei bis drei Wacholderbeeren leicht zerdrücken. Diese einfach vor dem Aufbrühen deines Lieblingstees mit in die Teekanne geben. Das stärkt das Immunsystem und hält das innere Feuer warm.

---

* Mehr zur körperlichen Anwendung siehe Wabner/Beier (Hrsg.) 2016

Kulinarisches

Wacholderbeeren sind ein beliebtes Küchengewürz, denn sie fördern eine leichtere Verdauung. Bekannt ist der Wacholderschinken, der mit Wacholderholz geräuchert wird, und der Wacholderschnaps. Dieser heißt auch *Kranewitter*, *Steinhäger*, *Genever* oder *Gin*. Der Wacholder wurde durchs Ernten so dezimiert, dass er bei uns fast überall unter Naturschutz steht. Deshalb sollte man fertige Wacholderprodukte im Handel erwerben.

Seelische Wirkung des ätherischen Öls

Bergwacholder-Öl ist selten. Aber es lohnt, diese Kostbarkeit zu suchen, da es das wirksamste von allen Wacholder-Ölen ist. Es hat eine besonders würzige Note. Dieses Öl ist ein »Stehaufmännchen-Öl«. Wenn das Leben deinen Plänen den Teppich weggezogen hat, hilft dir dieses Öl, immer wieder neu auf die Beine zu kommen. Das Bergwacholder-Öl wirkt auf den ätherischen Körper als Schutz-Öl und darf dich überall begleiten, wo du unter vielen Menschen einen klaren Kopf und ein mitfühlendes Herz brauchst.

Achtung

Das Wacholder-Öl kann die Haut reizen.
Deshalb ist es unbedingt auf der Haut verdünnt anzuwenden.
Schwangere sollten Wacholderprodukte meiden.

Gut zu wissen: Räucherglück

Seit Urzeiten verwendet man Wacholder in heiligen Räucherritualen. Auf diese Bedeutung weisen seine Volksnamen *Reckholder* und *Räucholder* hin, die sich von den Worten *rauken* und *räuken* ableiten, was »räuchern« bedeutet. Der Wacholder kam in Europa zum Großeinsatz, als Seuchen wie Pest, Cholera und die Spanische Grippe die Menschen heimsuchten. Man entzündete in den Straßen Notfeuer aus Wacholderholz. Mit brennenden Zweigen wurden die

Krankenstuben ausgeräuchert. Heute weiß man, dass die ätherischen Öle, die beim Verbrennen frei werden, eine stark desinfizierende Wirkung haben.

Brauchtum

Reichen Geldsegen, das soll der seltene gelbe Blütenstaub der Wacholdersträucher bringen. Der goldgelbe Staub ist schwer zu finden, da die Büsche nur alle paar Jahre blühen. Es ist eine besondere Freude, durch diesen Staub zu wandern. Der goldgelbe

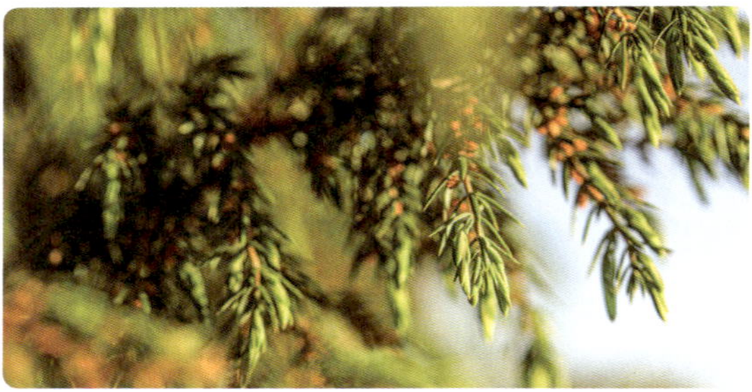

Staub heißt auch »Blütenrauch« oder »Gnadensegen« und gilt seit alters her als Zaubermittel. Wer etwas von diesem Staub in einem Medaillon oder einem hohlen Ring bei sich trägt, der solle Geld magisch anziehen. Allerdings sind der Überlieferung nach einige Regeln einzuhalten: Man darf das Pulver nicht kaufen, sondern nur spontan geschenkt bekommen. Vor allem darf man niemandem verraten, dass man einen »Geldherzieher« bei sich trägt.

Die Botschaft des Wächters der Felsen:
»Lasse dein Lebenslicht erstrahlen!«

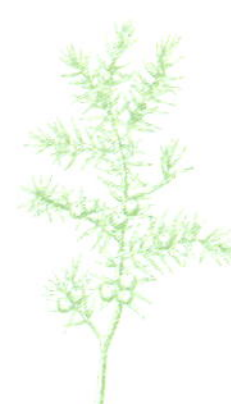

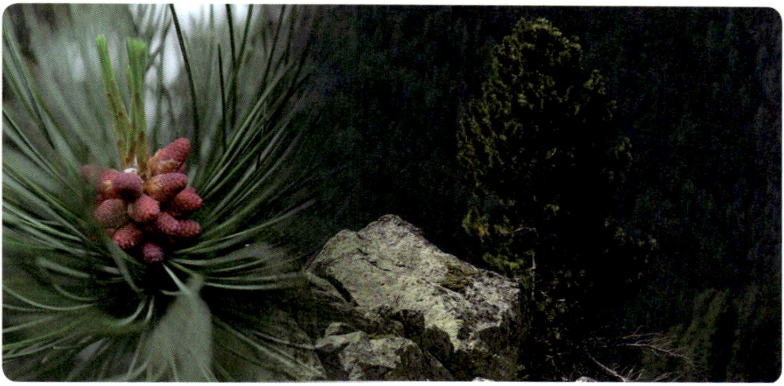

Die Zirbe

~ Dein Sonnenkrieger für turbulente Zeiten

Heilendes Pflanzenwissen für unsere Zeit

Die Zirbe ist der wichtigste Schutzbaum der Alpen. Sie duldet nichts Dunkles in ihrem Umfeld. Sie ist ein Träger der reinen Sonnenkraft. Sie ist eine gute Lebenshilfe für turbulente Zeiten. In den dunkelsten Stunden, wenn scheinbar nichts mehr geht, richtet dich dieser Baum auf.

Zu den Zirben ~ *Pinus cembra*

Zirben sind reine Hochgebirgsbäume. Sie sind die frosthärteste Nadelbaumart und vertragen Temperaturen von minus 40 Grad bis plus 50 Grad. Sie können bis auf 2400 Metern gut wachsen. Dieser Baum ist hart im Nehmen und besitzt ein unglaubliches Selbstheilungsvermögen. Nach Schneebruch kann er schwerste Verletzungen überwinden und einfach weiterwachsen.

Die Zirbenzapfen haben eine eigenwillige Besonderheit: Sie öffnen sich nicht. Zirben brauchen die Hilfe eines Vogels, des Tannenhähers. Der Vogel pickt die Zapfen auf und löst die Kerne heraus. Ein Vogel kann bis zu fünfzig Kerne in seinem Kehlsack auf einmal sammeln. Er frisst nur einen kleinen Teil. Mit dem Rest der Kerne legt er Wintervorräte an. Auf diese Weise verbreiten sich die Zirben. *Zirben* heißen in der Schweiz auch *Arven*.

Zirben sind Lehrmeister der Zeit. Sie können ein stattliches Alter von bis zu 1000 Jahren erreichen. Am Anfang wachsen sie sehr langsam, genauer gesagt zehn Zentimeter in zehn Jahren. Sie blühen nur alle sechs bis acht Jahre. Drei Jahre wird es dauern, bis die Zapfen reif sind. Wenn in den Alpen ein Haus gebaut wurde, gab es den Brauch, zum Berg hin Zirben als Hausbäume zu pflanzen. Auf diese Weise hatte man einen Lawinenschutz und die Hausapotheke vor Ort.

Doris' Hausrezept **für Zirbenschnaps**

Überall in den Alpen gibt es verschiedene Rezepte für Zirbenschnaps. Traditionell wird er gerne in Österreich nach einem deftigen Schweinebraten oder einer mächtigen Brotzeit getrunken.

Zutaten:
3 frische große Zirbenzapfen
0,75 l biologischer Kornbrand
3 EL weißer Kandiszucker
40 ml 80%iger Rum
Glas mit Schraubverschluss, ca. ein Liter Fassungsvermögen

Zubereitung: Die Zirbenzapfen in feine Scheiben schneiden. Den Kornbrand in das Glas geben. Kandiszucker, Rum und Zapfenscheiben dazugeben. Für drei Wochen in die Sonne stellen und immer wieder leicht schwenken. Wenn der Zirbenschnaps eine himbeerrote Farbe hat, abseihen, in Flaschen füllen und dunkel lagern.

Gut zu wissen: Das heilsame Zirbenholz

Heute ist vor allem das Zirbenholz groß in Mode gekommen. Wirklich aufsehenerregend war eine Studie der Universität Graz hinsichtlich der positiven Wirkungen der Duftstoffe des Zirbenholzes auf das vegetative Nervensystem.* Die Herzfrequenz der Probanden beruhigte sich so nachhaltig, dass man seitdem das Holz der Zirbe als Wunderholz im Wohnraum feiert. Inzwischen ist die Nachfrage nach dem Holz so gestiegen, dass man die Bestände der Zirben unter Schutz stellen musste. Zirbenduft macht uns geselliger, aufgeschlossener und kommunikativer. Das war ein überraschendes Nebenergebnis der Grazer Studie.

Pflanzenheilkunde der Alpen

Die Alpenmedizin verwendet hauptsächlich das ätherische Öl. Es wirkt antiseptisch, pilztötend und fördert sanft die Durchblutung. In der Körpertherapie wird heute das Öl gerne als Massage-Öl angewendet, etwa bei Muskelschmerzen oder Rheuma. In der Grippezeit ist es ein idealer Raumdesinfizierer.

Zirbennüsse verwendete man in der Volksmedizin. Der römische Naturwissenschaftler Plinius der Ältere (23-79 n. Chr.) erwähnt die Zirbennuss als Heilmittel für Husten- und Lungenleiden. Er empfahl, die Nüsschen in Milch zu kochen. Zirbennüsse spielen heute, ähnlich den italienischen Pinienkernen, eine Rolle in der österreichischen Feinschmeckerküche.

Seelische Wirkung des ätherischen Öls

Das Öl, das Harz, die Nadeln und die Zapfen gehören zu den stärksten Schutzmitteln der Baummedizin. Wer in schweren Krisen das Öl der Zirbe griff- und riechbereit in der Tasche hat, kann viel Hilfe erfahren. In Zeiten, in denen man sich von allen Seiten angegriffen fühlt und sich ungerechtfertigten An-

* Moser/Thoma 2018, S. 146ff.

schuldigungen ausgesetzt sieht, kann Zirben-Öl beruhigend und stärkend wirken. Das Zirben-Öl legt einen feinstofflichen Schutzmantel um unseren Körper. Mit Zirben-Öl vertieft sich die Atmung, man erholt sich bei großen Belastungen schneller, der Herzschlag harmonisiert sich nach Phasen der Angst und Anspannung und man schläft besser.

Wer einige Zeit mit dem Zirben-Öl arbeitet, kann beobachten, dass vieles, was unserem Seelenweg nicht guttut, sich von alleine verabschiedet. Das können beispielsweise falsche Freunde, unpassende Lebenspartner und eine ungute Wohn- oder Arbeitssituation sein. Zirbenprodukte kann man in vielen Varianten kaufen: als Cremes, Raumspray oder Parfüm.

Achtung

Das Öl nicht pur auf die Haut geben.
Das Öl muss immer verdünnt werden.
Vorsicht in der Schwangerschaft.

Rezept: **Doris' Zirbensirup nach Art des Hauses**

Zirbensirup ist eine wunderbare Zugabe für Getränke, schmeckt gut auf Eis, als Kuchencreme und als Grundlage für Gelees. Die Zirbenzapfen färben den Sirup wunderschön dunkelrot.

Zutaten:
Fünf frische große Zirbenzapfen
2 l Wasser
1 kg Zucker
20 g Zitronensäure
1 Biozitrone (der Saft)
1 Zweig Zitronenmelisse

Die Zapfen als Würfel zerkleinern. Mit dem Wasser aufkochen. Zucker, Zitronemelisse und die Zitronensäure in den Topf dazugeben. Alles gut verrühren, bis sich der Zucker aufgelöst hat. Zugedeckt zwei Tage stehen lassen. Dabei öfters umrühren. Dann den Zirbensirup abseihen und nochmals aufkochen. Noch heiß in sterile Flaschen füllen.

Gut zu wissen: Für ein freundliches Zusammensein

Das ätherische Öl ist für alle dünnhäutigen Menschen ein »Must-Have« für die Handtasche. Therapeuten, die schnell ermüden, begleitet es gut durch den Tag. Zudem stärkt der Duft den Wohlfühlfaktor von Patienten und Klienten durch seine sehr hohe Konzentration an Monoterpenen. Zirben-Öl enthält besonders viele dieser stimmungsaufhellenden Duftstoffe (bis zu 90%).

Legenden

Verirrten Wanderern hat der gute Pflanzengeist der Zirbe schon oft geholfen, wieder auf den richtigen Weg zu finden. Auch Hirten wies der Zirbengeist den Weg, verlorene Tiere wiederzufinden. Der gute Berggeist wird als freundlicher Weggefährte beschrieben, der von einem blauen Schein umgeben ist.

Die Botschaft

Der Sonnenkrieger spricht:

»Komme vom Wollen ins Sein.«

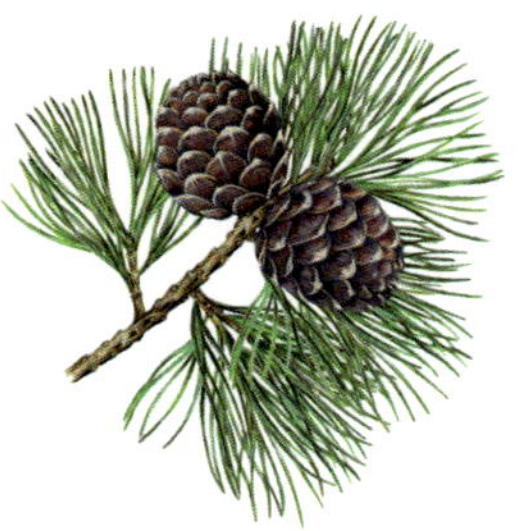

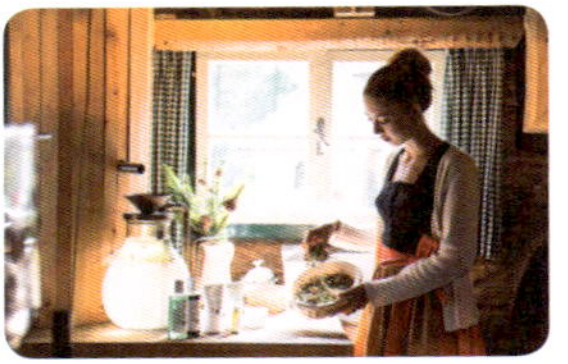

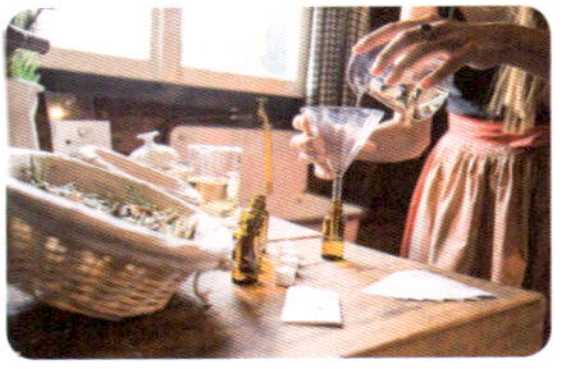

Bezugsquellen:

Produkte der Autorin Doris Warter und ihrer Familie sind hier zu beziehen:
Doris Warter
Dachstein-Destillerie
und *Latschenkieferstüberl*
Mandlbergweg 11 ~ A-5550 Radstadt
www.mandlberggut.com
info@mandlberggut.com

Traditionelle Klostermedizin der Alpen
Kloster Aich am Wolfgangsee
Aich 3 ~ A-5340 St. Gilgen
www.europakloster.com

Pflanzenessenzen
Allgäuer Kräuterwerkstatt
Badestraße 11 ~ 87459 Pfronten im Allgäu
www.AllgaeuKraeuterwerkstatt.de

Ätherische Öle
Tiroler Kräuterhof
Dorfstraße 13 ~ A-6212 Eben am Achensee
www.eben.tirol.gv.at

Kräuter und Tinkturen
Chrüter-Drogerie Egger
Unterstadt 28 ~ CH-8201 Schaffhausen
www.chrueter-drogerie.ch

Literatur

Arends, Isabel: *Baummedizin. Die heilende Kraft der Waldöle.* Crotona-Verlag 2020

Dies.: *Baumgefährten. Mit der Kraft der Bäume zu mehr Achtsamkeit und Selbstliebe.* Aquamarin-Verlag 2021

Dies.: *Fit für flow. Entdecke deine Kreativität! Die 10 Geheimnisse schöpferischer Kraft.* Leo-Verlag 2016

Beckmann, Dieter/Beckmann, Barbara: *Das geheime Wissen der Kräuterhexen. Alltagswissen vergangener Zeiten.* Campus-Verlag 1990

Beiser, Rudi: *Unsere essbaren Wildpflanzen: Bestimmen, sammeln, zubereiten.* Franckh-Kosmos-Verlag 2014

Bundesministerium für Land- und Forstwirtschaft (Hrsg.) et al.: *Wie viele Arten braucht der Mensch? Eine Spurensuche.* Grüne Reihe des Lebensministeriums, Band 22: Böhlau-Verlag 2010

Callahan, Roger/Callahan, Joanne: *Das Trauma heilen.* VAK-Verlag 2008

Campbell, Joseph: *Die Kraft der Mythen.* Patmos-Verlag 2007

Canacakis, Jorgos: *Ich sehe deine Tränen. Lebendigkeit in der Trauer.* Kreuz-Verlag 2006

Demandt, Alexander: *Der Baum. Eine Kulturgeschichte.* Böhlau-Verlag, 2. Aufl. 2014

Fischer-Rizzi, Susanne: *Das große Buch der Pflanzenwässer. Pflegen, heilen, gesund bleiben mit Hydrolaten.* AT-Verlag 2014

Dies.: *Himmlische Düfte. Aromatherapie. Anwendung wohlriechender Pflanzenessenzen und ihre Wirkung auf Körper und Seele.* Hugendubel Verlag, 3. Aufl. 1990

Fleischhauer, Stefan Guido/ Guthmann, Jürgen/ Spiegelberger, Roland: *Enzyklopädie der essbaren Wildpflanzen. 2000 Pflanzen Mitteleuropas. Bestimmung, Sammeltipps, Inhaltsstoffe, Heilwirkung, Verwendung in der Küche.* AT-Verlag 2013

Frohne, Birgit/Uber, Heiner/Xokonoschtletl: *Medizin der Mutter Erde: Die alten Heilweisen der Indianer.* Obris-Verlag 2002

Heß, Dieter: *Alpenblumen. Erkennen, verstehen und schützen.* Ulmer-Verlag 2001

Joos, Barbara: *Lokales Wissen über die Gesundheit und Krankheit des Viehs in Graubünden*. Hrsg.: Universität für Bodenkultur, Department für Nachhaltige Agrarsysteme 2010

Kettenring, Maria: *Hausapotheke ätherischer Öle. Schnelle Hilfe für jeden Tag*. Joy-Verlag, 5. Aufl. 2017

Köhlein, Fritz: *Enziane und Glockenblumen*. Ulmer-Verlag 1986

Köstler, Gisela: *Wurzelsepp und Kräuterweibl*. Kremayer & Schierrau-Verlag 1981

Kroeber, Ludwig: *Das neuzeitliche Kräuterbuch. Die Arzneipflanzen Deutschlands in alter und neuer Betrachtung*. Hippokrates-Verlag 1934

Künzle, Johann: *Chrut und Uchrut. Der Klassiker der Kräuterheilkunde, aktualisiert und erweitert von Peter Oplinger*. AT-Verlag 2008

Madaus, Gerhard: *Lehrbuch der biologischen Heilmittel*. Thieme-Verlag 1938

Marzell, Heinrich: *Geschichte und Volkskunde der deutschen Heilpflanzen*. Hippokrates-Verlag 1938

Ders.: *Wörterbuch der deutschen Pflanzennamen*. Hirzel-Verlag 1979

Moser, Maximilian/Thoma, Erwin: *Die sanfte Medizin der Bäume. Gesund leben mit altem und neuem Wissen*. Servus-Verlag, 6. Aufl. 2018

Moser, Maximilian: *Das Geheimnis der Zirbe. Gesund im Schlaf*. Servus-Verlag 2018

Mooslechner, Walter: *G'sund und Guat. Früchte und Kräuter aus Wald und Flur. Natur-Küche-Gesundheit*. Anton Pustet-Verlag, 2. Aufl. 2019

Niederegger, Oswald/ Mayr, Christoph: *Heilpflanzen der Alpen. Gesundheit aus der Natur von A-Z*. Tyrolia-Verlag 2006

Nübling, Kurt Ludwig: *Aromatherapie für Einsteiger. Die gebräuchlichsten ätherischen Öle auf einen Blick*. Koha-Verlag 2012

Pahlow, Mannfried: *Das große Buch der Heilpflanzen. Gesund durch die Heilkräfte der Natur*. Nikol-Verlag, 6. Aufl. 2017

Perzolt, Hildegard: *Die schönsten Sagen aus Österreich*. Ueberreuther-Verlag 1994

Phaneuf, Holly: *Herbs Demystified*. Marlowe & Co-Verlag 2005

Rüegg, Johann Caspar: *Die Herz-Hirn-Connection. Wie Emotionen, Denken und Stress unser Herz beeinflussen*. Schattenhauer-Verlag 2013

Schasteen, Maria L.: *Duftmedizin*, Crotona 2018
Scheffer, Mechthild: *Bach Blütentherapie – Theorie und Praxis.* Hugendubel-Verlag, 14. Aufl. 1990
Storl, Wolf-Dieter: *Pflanzen der Kelten. Heilkunde – Pflanzenzauber – Baumkalender.* AT- Verlag, 9. Aufl. 2018
Ders.: *Ur-Medizin. Die wahren Ursprünge unserer Volksheilkunde.* AT-Verlag, 5. Aufl. 2017
Ders.: *Pflanzendevas. Die geistig-seelischen Dimensionen der Pflanzen.* AT-Verlag, 7. Aufl. 2017
Süssmuth, Astrid: *Lexikon der Alpenheilpflanzen. Heilkunde und überliefertes Wissen.* AT-Verlag 2013
Treben, Maria: *Gesundheit aus der Apotheke Gottes. Ratschläge und Erfahrungen mit Heilkräutern.* Ennsthaler-Verlag, 97. Aufl. 2020
von Bingen, Hildegard: *Heilkunde.* Otto Müller-Verlag 1957
Dies.: *Liber simplices medicinae. Das Buch der Pflanzen.* Otto Müller-Verlag 2007
Wabner, Dietrich/ Beier, Christiane (Hrsg.): *Aromatherapie. Grundlagen-Wirkprinzipien-Praxis.* Elsevier-Verlag, 2. Aufl. 2011
Wilkens, Johannes: *Die Heilkraft der Christrose.* AT-Verlag 2014
Wohlleben, Peter: *Bäume verstehen. Was uns Bäume erzählen, wie wir sie naturgemäß pflegen.* Pala-Verlag, 7. Aufl. 2016
Wyder, Margit: *Kräuter-Kröpfe-Höhenkuren. Die Alpen in der Medizin – die Medizin der Alpen.* Verlag-Neue-Züricher-Zeitung 2003
Yogananda, Paramahansa: *Autobiographie eines Yogi.* Self-Realization-Fellowship-Verlag 1998

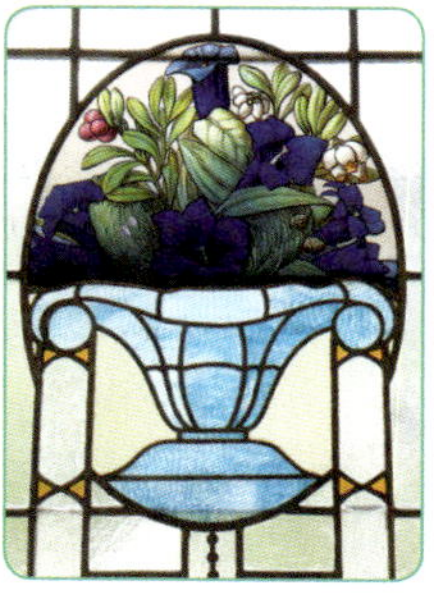

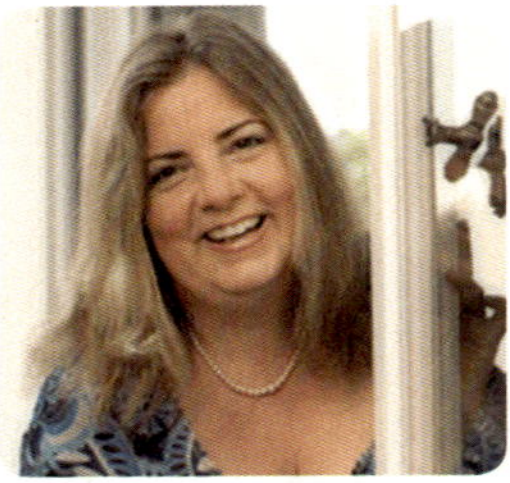

Dr. Isabel Arends, promovierte Kunst- und Kulturhistorikerin, entwickelte neue Anwendungsformen, um ätherische Öle, Tinkturen und ganzheitliche Baummedizin im Bereich der positiven Psychologie, beim Waldbaden und Heilwandern einzusetzen. Als Heilpraktikerin für Psychotherapie und als Kinesiologin entwickelte sie eine neue Form der feinstofflichen Schwingungsmedizin mit den Heilpflanzen der Alpen. Sie lebt und arbeitet in Berlin und gibt ihr Wissen in Seminaren und Vorträgen weiter.

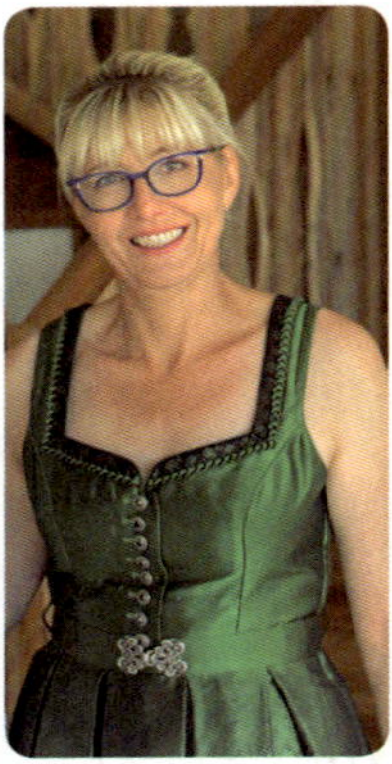

Doris Warter ist langjährige Pflanzenheilkundlerin, die in ihrer Arbeit aus dem Wissen ihrer Vorfahren und der traditionellen Alpenmedizin schöpft. Doris Warter und ihre Familie betreiben das Mandlberggut, das auf 980 Metern in der Nähe von Filzmoos im Dachsteingebirge liegt. Ihr gelingt es immer wieder, die besondere Heilkraft und den Zauber der Alpenpflanzen, die sich in der wilden Bergwelt zu behaupten wissen, einzufangen. Ihre Produkte, wie ätherische Öle, Tinkturen, Kosmetika, die berühmten Edelbrände und Köstlichkeiten der Küche des Mandlbergguts, sind in ganz Österreich bekannt.

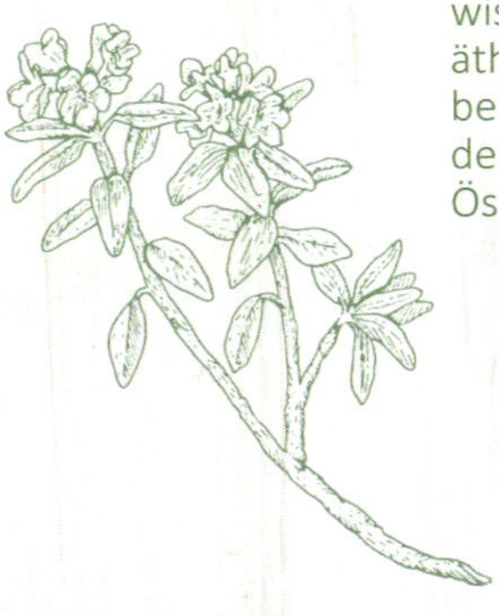

Die Botschaft der Bäume

Isabel Arends
Baummedizin
Die heilende Kraft der Waldöle

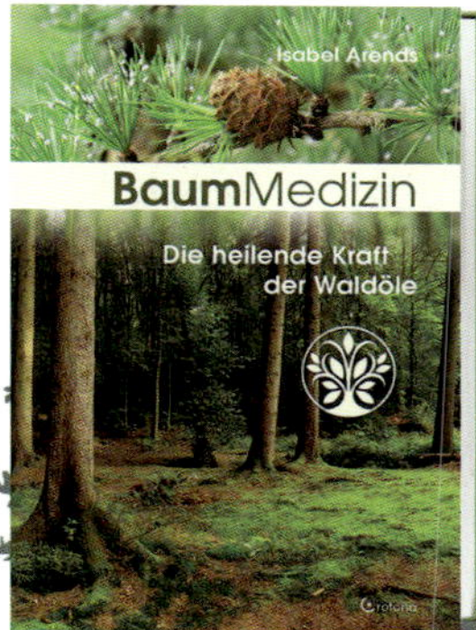

Ätherische Baumöle sind geradezu „Kraftpakete der Natur“, die Menschen bei allen seelischen Veränderungsprozessen begleiten können. Die heilsamen Öle des Waldes beruhigen, harmonisieren und stärken. Sie sind überaus effektive Helfer, um über die Seelenebene auch physische Probleme zu lösen. Eine neue Dimension der Baumheilkunde!
978-3-86191-106-7,
Flexibroschur, vierfarbig, 224 Seiten

Isabel Arends
Baumgefährten

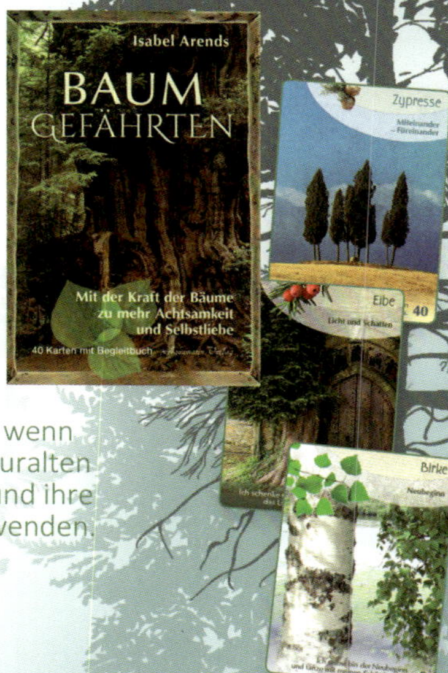

Isabel Arends ist eine der großen Baum-Expertinnen unserer Zeit. Aufgrund jahrzehntelanger Erfahrung gelingt es ihr auf meisterhafte Weise, sich dem innersten Wesen der Bäume und ihrem „großen Geheimnis“ anzunähern. Dieses einzigartige „Baum-Orakel“ verkündet die Weisheit der Bäume. Bäume werden den Menschen dann zu Geschwistern, wenn diese sich öffnen und lernen, den uralten Hütern des Waldes zu vertrauen und ihre Botschaften in ihrem Leben anzuwenden.
978-3-89427-892-2, 40 Karten
mit umfangreichem Begleitbuch